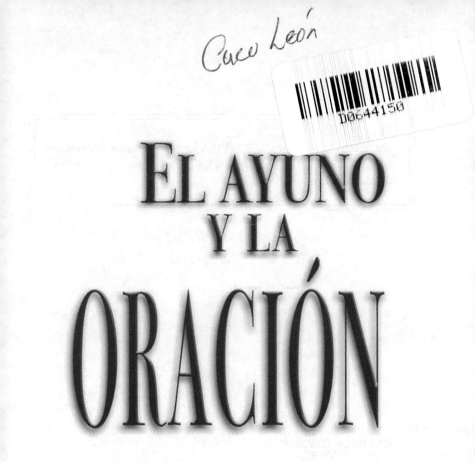

EL AYUNO Y LA ORACIÓN

RAÚL JUSTINIANO

© 2001 EDITORIAL VIDA
Miami, Florida 33166

Edición: *Ark Productions, Inc.*

Diseño interior: *Jannio Monge*

Diseño de cubierta: *Jannio Monge*

ISBN 0-8297-3397-3

Categoría: *Vida cristiana*

Impreso en Estados Unidos de América
Printed in the United States of America

01   02   03   04   05   06   07   ❖   07   06   05   04   03   02   01

Contenido

Comentarios del Hermano Pablo

Nunca olvidaré la increíble sorpresa que me llevé esa mañana al salir de la oficina del oftalmólogo.

Venía sufriendo por varios años la pérdida paulatina de la vista. Había llegado al grado de no poder leer los letreros de las calles. Estudiar me era un problema grande. Las letras no solo las veía desenfocadas sino que necesitaba mucha iluminación sobre el libro para poder verlas bien. Repito, esto no me vino de un día a otro. Fue, por cierto, tan paulatino que ni siquiera me daba cuenta que estaba perdiendo la vista.

Había usado lentes, por algún tiempo, para ayudarme a enfocar correctamente, pero cuando el optometrista me dijo que tenía principio de cataratas y que debía hacerme ver por un oftalmólogo, eso me perturbó.

El oftalmólogo me dijo que tenía cataratas en ambos ojos y que la única solución era la implantación de un lente cristalino artificial. Esto se haría, primero, en el ojo más dañado y después en el otro. Como todos sabemos, una de las cosas de más valor es nuestra vista. Yo, ciertamente, sentía que estaba perdiéndola; pero no le di la importancia que el oftalmólogo le asignaba.

Recuerdo el día en que me sometí a la primera operación. Llegué al hospital, con mi señora, temprano en la mañana. Sin dar muchos detalles, cuando llegó el doctor me inyectó algo, y medio adormilado me empujaron a la sala de operación. Estuve despierto todo el tiempo y, de acuerdo al galeno, todo prosiguió normal. Me dijo que a la mañana siguiente fuera a su oficina para que me quitaran la venda y examinaran el ojo.

Esa fue la mañana en que al salir de su oficina me llevé la sorpresa de mi vida.

Cuando salimos para abordar el carro le dije a mi esposa:

—Tu carro, hija, es blanco.

—Siempre lo ha sido —me respondió ella.

—No —le dije— si es de un color claro, algo como crema, pero nunca ha sido tan blanco.

—Así ha sido siempre —recalcó.

Yo había olvidado toda noción de lo que significaba ver bien. Habiendo perdido la vista lentamente ni cuenta me daba de que no veía bien.

Cuando leí el manuscrito del libro que usted tiene en su mano recordé como si fuera hoy, aunque ocurrió hace unos diez años, el asombro que sentí al salir del despacho del oftalmólogo y ver el vehículo de mi señora tan claro y deslumbrante. Me había acostumbrado tanto a verlo todo opaco que ya no recordaba que los colores eran vivos y que el blanco era de veras blanco.

La comparación entre lo que estaba leyendo y aquella experiencia pasada saltó delante de mí como una luz deslumbrante. ¡Qué fácil es perder la noción de lo que es la pureza de Dios cuando nos acostumbramos a un estilo de vida por debajo del que él espera de nosotros! La obra del licenciado Raúl Justiniano se llama: El ayuno y la oración, y es en efecto una tesis muy bien expuesta y respaldada por la experiencia misma de su autor, acerca del valor del ayuno conjuntamente con la oración.

Sé lo que puede sucederle al creyente en Cristo si no vive sometido al escrutinio continuo y arduo, aunque purificador, del Doctor de nuestras almas, y también lo que puede pasarle al creyente que no se percata cuando vive un cristianismo común, habitual y rutinario. La práctica continua del ayuno, la lectura bíblica y la oración diaria, nos revelan la absoluta pureza de Dios y la santidad incondicional que él espera de sus hijos.

Nadie puede leer esta obra sin sentir la urgente necesidad de vivir más cerca de Cristo Jesús, dándole a todo lo demás un lugar secundario en su vida. La absoluta consagración al Dios y Señor de nuestra vida es imprescindible no solo para recibir todo lo que Dios quiere darnos, sino para convertirnos en los siervos del mundo perdido que Dios quiere que seamos.

Para que esto sea parte de nuestra existencia es indispensable que vivamos cada momento de la vida, reconociendo la grandeza, la majestad, la realeza, el esplendor de Cristo Jesús el Señor, Rey y Dueño de nuestro ser. El ayuno espiritual, la oración y la lectura diaria de la Palabra de Dios nos ayudarán a concretar esa realidad. Esta obra, El ayuno y la oración, es una inspiración poderosa para motivarnos a comprender la importancia de vivir bajo la sombra de la majestad del Señor Jesucristo.

Algo sobre el autor

Raúl Justiniano es un hombre de Dios, con sabiduría espiritual y madurez equilibrada. Las diversas posiciones que ha ocupado en la Iglesia de Cristo le han ganado no solo la admiración y el cariño de los colegas sino también aprecio, respeto y deferencia. Él ha traído a la Iglesia el tesoro de sus experiencias del mundo secular y ha sido usado por Dios en el liderazgo del movimiento de comunicaciones cristianas más fuerte del mundo hispano: la Confederación Internacional de Comunicadores Cristianos, mejor conocida por sus siglas como COICOM.

Es con absoluta seguridad que recomiendo seriamente la lectura y difusión de esta obra. Que el Espíritu de Dios haga real en la vida de cada lector las lecciones que el autor comparte aquí con nosotros.

Hermano Pablo
Diciembre de 1997

Comentarios de Alberto Mottesi

Se desarrolló en los últimos pocos años. Siempre lo amé y servirle fue mi pasión. Pero en los últimos años, mi relación con él se convirtió en una sed abrasadora. Entiendo la expresión de Moisés al Señor: «O vas con todos nosotros... o mejor no nos hagas salir de aquí» (Éxodo 33:15). Puedo parafrasearla diciendo: «Si no vas conmigo, no me pongas a predicar; no permitas que me levante en la fuerza de mi carne. Si no vas conmigo, por favor, no me permitas meter mi mano en el ámbito santo del ministerio y de tu obra. Hazme recordar continuamente que no es con ejército ni con fuerza, sino con tu Espíritu. Quítame cualquier cosa, pero no me prives de tu compañía».

¡Qué profunda paz viene a la mente y al corazón cuando tenemos la seguridad de su promesa!: «Mi presencia irá contigo y te daré descanso» (Éxodo 33:17, RV-60).

Este buen trabajo literario de mi amigo Raúl Justiniano es una expresión del corazón de una generación joven de líderes que perciben su total sumisión y dependencia de Dios.

No hay otro lugar más anhelado. No puede ser nunca el púlpito o el estudio de televisión el territorio más deseado. ¡Seríamos locos! Necio aquel que pretenda «hacer la obra», «ocupar el lugar» o «pararse detrás del micrófono». El lugar más codiciable fue el que halló aquella mujer que con sus lágrimas lavó los pies del Maestro y con sus cabellos los secara. El terreno de la adoración, de la entrega, de la dependencia, de la admiración, del servicio, es el territorio que nos conviene.

El siglo XX fue tan rutilante que, aunque no lo hubiéramos querido, su influencia se metió también en la Iglesia. Hollywood, las luces, los aplausos, las ansias de popularidad y poder, muchas veces disfrazadas de piedad, nos invadieron. El virus se nos metió en la corriente sanguínea de la iglesia; la infección está allí. Nos urge recurrir al «antibiótico» de la oración, el ayuno, la dependencia de Dios, el sometimiento total a él.

El superactivismo que muchas veces oculta un deleznable espíritu de competencia, está allí: metido y arraigado en nuestra cultura religiosa. ¡Algo tenemos que hacer!

«Gracias, Señor, por llamarnos a la humillación y búsqueda de tu rostro! Perdónanos por nuestra manera carnal de involucrarnos en tu obra. ¡Danos otra oportunidad; no queremos fallarte! Queremos conocer las claves para un avivamiento personal y adoptarlas como nuestros patrones de comportamiento.

»Siguiendo los lineamientos de este libro, queremos tomar muy en serio los principios bíblicos y adoptarlos como nuestro estilo de vida. Te lo prometemos en el nombre de Jesús».

Alberto H. Mottesi
Diciembre de 1997

Introducción

Son tantas las bendiciones que recibí de Dios al redoblar esfuerzos en mi régimen de oración, ayuno y devocionales personales, que no puedo menos que expresarlas.

Dios en su misericordia rescató mi vida de oración y ayuno en los últimos doce meses —trayendo un gran avivamiento a mi vida personal, familiar, empresarial y ministerial— revolucionando mi manera de ser y hacer cosas: mi estilo de vida.

Hoy, sin temor a equivocarme, puedo atestiguar que sin un verdadero y profundo quebrantamiento, sin humillación y arrepentimiento, ningún líder cristiano podrá tener ríos de agua viva recorriendo su metabolismo espiritual.

Hay líderes que llevan fruto, pero no mucho, impidiendo de este modo que nuestro Padre celestial se glorifique a plenitud en ellos.

A comienzos de 1997, Dios me desafió a ejercitarme en esa actividad espiritual hasta llegar a los cuarenta días de ayuno y oración intensos.

Sin que lo pudiera percibir, trece años de vida empresarial, caracterizados por mucho afán y ansiedad, aunque acompañados de tremendos logros y éxitos profesionales, arraigaron en mi ser un estilo de vida «espiritual carnal» (si vale el término). El mío era un estilo acelerado, feroz e impulsivo, con muy pocas pausas profundas, pues «hacer» era más importante que «ser» y «estar» en comunión íntima con Dios.

No me daba cuenta de que mi lema, mi life motive, era «hacer para Dios»: hacer suceder las cosas para glorificarlo, mientras mi vida espiritual e intimidad con él se debilitaban en el estancamiento.

La conocida historia de Marta me reflejaba como en un espejo: «Estás inquieta y preocupada por muchas cosas [buenas]...»

No me interesaba ni me atraía ser como María, que sentada a los pies de Jesús le escuchaba atentamente: «... pero sólo una es necesaria. María ha escogido la mejor, y nadie se la quitará [nadie le impedirá recibir las bendiciones]» (Lc 10:38-42).

Hablar con Dios y leer su Palabra todos los días era parte de mi inalterable rutina cotidiana, con lo que cumplía con mi cuota de hábitos como líder cristiano.

Debió pasar algún tiempo para entender que había olvidado la mejor parte: escuchar a Dios todos los días... dejar que él me hable y me transforme... que me guíe y me conduzca.

Puedo afirmar, sin temor a equivocarme, que en más de una década de liderazgo cristiano, Dios se involucró en todas mis acciones, decisiones y proyectos; lo tomé en cuenta en todo.

El problema era que no me percataba de que yo iba delante y él detrás ¡Craso error!

Guiado por Dios en oración profunda e inspirado en el Dr. Bill Bright decidí, por la gracia de Dios, rescatar mi vida de oración y ayuno, poniéndome como meta llegar al ayuno de cuarenta días progresivamente en el lapso de ocho meses.

Los especialistas aconsejan avanzar paso a paso, acostumbrando al cuerpo, alma y espíritu a la gimnasia de la oración y el ayuno intensos.

Lo contrario podría garantizar fracaso y frustración.

Miré mi agenda anual muy llena y separé las fechas más apropiadas en las que podía reducir mis actividades, viajes y compromisos para efectuar sistemáticamente siete ayunos:

Primer ayuno: 1 día
Segundo ayuno: 3 días
Tercer ayuno: 5 días
Cuarto ayuno: 10 días
Quinto ayuno: 15 días
Sexto ayuno: 21 días
Séptimo ayuno: 40 días

Cuando escribí estas líneas, por la gracia de Dios, estaba concluyendo mi ayuno de cuarenta días. ¡Dios me ha dado victorias increíbles!

En mis casi veinte años de creyente no recuerdo haber experimentado otro tiempo mejor. Ha sido una temporada de humillación, quebrantamiento, confesión, arrepentimiento, limpieza, liberación y sanidad interior, y de muchas victorias sobrenaturales a nivel interno y externo.

Hoy recomiendo altamente a todo creyente ejercitarse en el ayuno y la oración, especialmente hasta llegar a los cuarenta días... será la experiencia más hermosa que tendrá en su liderazgo cristiano.

Los principios expuestos aquí nacen de la experiencia de un principiante en estas lides... por favor, si hay errores conceptuales o de otra índole, páselos por alto: «Sométanlo todo a prueba, aférrense a lo bueno» (1 Tesalonicenses 5:21).

Raúl Justiniano
Santa Cruz, Bolivia
Diciembre de 1997

Primera Parte

El ayuno con oración

Capítulo 1

CUATRO PREMISAS CENTRALES

Primera premisa

El ayuno no es una opción: ¡Es un mandato de Dios!

E l ayuno no es un llamado especial de Dios para algunos cristianos.

Uno de los *grandes pecados* actuales es la «falta de diligencia en cumplir las demandas y enseñanzas de Dios». Poca oración, poca lectura de la Palabra, según nuestros códigos cristianos, solo revelan alimentación deficiente aunque no pecado. Como no se consideran pecados, no nos arrepentimos y el «remordimiento» que sentimos no es suficiente para mejorar en esa área.

¿Cuántos pasajes bíblicos ha leído usted con la exhortación de que seamos diligentes al incorporar

en nuestras vidas las enseñanzas de Dios? Segura-
mente que muchos.

Por ejemplo, el pasaje de Josué 22:5 —que ha impac-
tado mi vida cristiana dándole otra perspectiva y otra di-
námica— reclama de mí que sea más diligente [*fiel*, en la
Nueva Versión Internacional] con los asuntos de Dios. «Y
esfuércense por cumplir fielmente el mandamiento y la ley
que les ordenó Moisés, siervo del SEÑOR: amen al SEÑOR su
Dios, condúzcanse de acuerdo con su voluntad, obedezcan
sus mandamientos, manténganse unidos firmemente a él y
sírvanle de todo corazón y con todo su ser».

Observe que debemos cumplir fielmente el mandamiento y la ley.

fielmente amen al SEÑOR *su Dios,*
fielmente condúzcanse en todos sus caminos,
fielmente obedezcan sus mandamientos,
fielmente sírvanle de todo corazón y con todo su ser.

Ser fiel y diligente con las cosas y enseñanzas de
Dios es poner empeño, ganas y entusiasmo; es no hacer
algo solo por cumplir, sino esforzarnos al máximo: buscar la excelencia.

Ser diligente o esforzado en la práctica de las enseñanzas que nos da Dios es un mandato. Por consiguiente, la
falta de diligencia es pecado... y tenemos que confesarlo y
arrepentirnos para estar libres de esta influencia nociva.

Si está de acuerdo con esto, entonces hilemos más
fino: una vida de oración débil o a medias (poco fiel o
diligente) ¡está en pecado!

No nos confundamos, orar no es pecado, pero la actitud y motivación con que se ora sí lo es. Si usted ora para cumplir con su conciencia o con su hábito o tradición cristiana, su actitud es carnal: «Los que viven según la naturaleza pecaminosa no pueden agradar a Dios» (Romanos 8:8).

Veámoslo desde otro punto de vista. Las enseñanzas de Jesucristo no son una opción... ¡son un mandato! En diversos pasajes de los evangelios, Cristo nos enseña sobre la fe, la oración, el ayuno, el amor, etc. ¿Cree usted que es un menú de alternativas u opciones para que el cristiano escoja cuál decide cumplir? ¡No! Y este es un NO rotundo.

La oración no es una opción: es un mandato. El ayuno no es una alternativa para los que desean o sientan hacerlo. ¡Es un mandato! La lectura de la Palabra no es una opción: ¡Es un mandato!

Ahora, la frecuencia de la oración, la lectura de la palabra y del ayuno son cosas distintas. Dios no manda que ayunemos todos los días, pero sí que oremos todos los días («oren sin cesar», 1 Tesalonicenses 5:17).

Con certeza enfatizo: El ayuno no es cuestión de alternativas; de qué iglesias lo enseñan o lo practiquen. Lo enseña Dios en su palabra y por eso se convierte en un mandato para todos.

De acuerdo a lo que he investigado en la Palabra de Dios, el ayuno es una vía pausada, un recurso necesario, una actividad espiritual eficaz para buscar su rostro, humillarse y quebrantarse.

Dios ha puesto a disposición de todo su pueblo el ayuno con oración, y somos nosotros quienes decidimos si lo practicamos o no. De igual forma Dios ha puesto a disposición su palabra y nosotros decidimos la frecuencia e intensidad con que la vamos a leer y aplicar en nuestras vidas.

Es cierto que la Biblia registra algunos ayunos especiales, en los cuales Dios pidió o llamó a quienes tenían que hacerlos. Pero esa no es la regla, más bien es la excepción.

Dios quiere a su pueblo humillado, quebrantado y arrepentido. En mi experiencia, el ayuno con oración ha sido el mejor recurso o actividad espiritual para disponerme a negarme y morir a mí mismo (crucificar la carne) y dejar que el Espíritu de Dios haga su obra con libertad en y a través de mí.

Por ese motivo, esta primera experiencia profunda y sobrenatural me impulsa a recomendar enfáticamente a todo cristiano que se ejercite en el ayuno con oración intensa.

Segunda premisa

> El ayuno en sí mismo, con poca oración, carece de poder.

El ayuno, por sí mismo, es solo una buena dieta y una oportunidad para rebajar de peso y lograr una espléndida figura.

El ayuno en sí carece de poder. Recuerde: Es solo un recurso o actividad espiritual; el Espíritu Santo es el mismísimo poder. En este punto creo que cabe una pregunta: ¿Actúa el Espíritu Santo sin que alguien ayune? Claro que sí. Eso no está en tela de juicio.

Sin embargo, debemos convenir que el ayuno bien enfocado y sabiamente realizado es un recurso efectivo para morir a uno mismo, lo cual permite que el Espíritu Santo actúe con mayor facilidad y profundidad.

¿Cree que podemos facilitar la obra del Espíritu Santo en nuestras vidas? Mejor respóndase con otra pregunta: ¿Puede acaso el cristiano obstaculizar la acción de Dios en su propia vida? Sin duda que sí.

Siempre me impactó el pasaje en el que Jesucristo sale frustrado de su ciudad natal: « Y por la incredulidad de ellos, no hizo allí muchos milagros» (Mateo 13:58; Marcos 6:12).

Es que me parece increíble que la actitud del cristiano pueda impedir, contrarrestar u obstaculizar (en cierto sentido) la obra de Dios.

Cuando el ayuno nace como fruto de sanas motivaciones y actitudes, y está acompañado por períodos de oración intensa y profunda, predispone su vida, mente y corazón para que el mismísimo poder de Dios le invada.

La mano del Altísimo realiza primero una cirugía mayor en su vida interior y exterior, y permite que luego sucedan cosas sobrenaturales de mucho poder a través de usted.

El éxito del ayuno depende de la predisposición de su corazón, de sus motivaciones y, principalmente, de su tiempo diario de oración y lectura de la palabra (comunión con Dios).

En mi experiencia, la clave es la calidad y cantidad de tiempo que uno dedica para estar con Dios: un tiempo extenso y exclusivo en un tú a tú con él.

Todos los días, en el lapso de cada comida, debe apartarse una a dos horas para entrar en la presencia de Dios en oración de quebrantamiento y lectura de la palabra (lo que sumaría de tres a seis horas diarias).

En ese tiempo, uno tiene que entrar al Lugar Santísimo y encontrarse con el Padre celestial, hasta dejar que el fuego de su santidad queme todas las impurezas internas y externas que todavía queden en su ser. Este es el punto culminante del ayuno, el más importante y trascendente.

Otra clave es que un ochenta por ciento de su tiempo de oración se concentre en tres aspectos: oración de guerra y derramamiento del alma; oración de humillación y arrepentimiento; y oración de comunión e intimidad (para buscar el rostro de Dios y no las añadiduras). A esos aspectos los llamo *los tres niveles de la oración victoriosa*.

Primer nivel: Oración de guerra para eliminar estorbos e impedimentos en ese momento preciso. No sea que nos suceda como a aquellos líderes que oran y oran, pero sus mentes y corazones están llenos de afanes y necesidades.

Vaciar mi propia mente y corazón a los pies de Dios ha sido literalmente una guerra, pues siempre he estado cargado y saturado de muchos planes y proyectos alimentados de angustias y problemas.

En muchas ocasiones mi oración era bastante improductiva porque oraba y oraba, pero en mi corazón predominaban mis afanes y necesidades. La voz de estos era más potente que mi oración y mi clamor porque ocupaban toda mi mente y mi corazón, además que consumían mayor cantidad de energía de mi ser.

En otras palabras, oraba, oraba y oraba, pero mis oraciones no llegaban ni siquiera al techo: carecían de poder... no oraba en el Espíritu.

Entonces, descubrí que para que mis oraciones fueran eficaces, primero debía vaciarme de angustias y afanes... derramar mi alma a Dios, hasta que no hubiera nada que me dominara. Recién entonces podía orar con total libertad y con actitudes y motivaciones sanas.

Llegar a este punto fue toda una lucha, una guerra de oración.

Aprendí que necesitamos concentración total si queremos que la oración llegue al Padre. No se puede hacer una oración eficaz con el corazón y la mente divididos (por un lado su deseo y necesidad de orar, y por otro las cargas y problemas que no dan lugar a la concentración). ¡Eso no funciona! ¡No da resultado! Sencillamente, o se concentra en orar y buscar a su Padre celestial hasta vaciarse completamente o sus afanes, planes, necesidades y preocupaciones le impedirán orar con total libertad y eficiencia.

Si ora con su ser dividido, no puede alinear sus motivaciones y peticiones a la voluntad de su Padre. Pues, inconscientemente, sus expectativas se concentran en las soluciones que usted mismo espera y pide. Es un problema tan frecuente entre creyentes, es la causa de un estilo de vida que claudica entre la victoria y la derrota... entre la paz y el sobresalto... entre la pradera verde y el desierto. Este punto es muy importante: luche, batalle en oración hasta derramar su alma a Dios... hasta vaciarse totalmente, a tal punto que no haya nada que le desconcentre o compita con su búsqueda de Dios.

Particularmente he invertido durante meses los primeros quince a treinta minutos de mi tiempo de oración luchando hasta vaciarme... hasta que no haya nada que me desconcentre ni compita con Jesús... hasta que mi mente y mi corazón estén libres, listos para que Dios escriba mi historia personal.

Confieso que muchas veces oraba unos cinco minutos muy concentrado, y luego mis problemas y cargas me dividían (recuerde: toda casa dividida por sí misma se cae, no prospera). Pero por su gracia, estaba tan determinado a rescatar mi vida de oración, que Dios me ayudó a luchar contra ese problema, hasta obtener la victoria total en él.

Quisiera exponer algunos ejemplos prácticos para encarar una oración de guerra eficaz:

- Dígale a Dios que está decidido y determinado a buscarlo cueste lo que cueste. Y que lo más importante (literalmente) para usted es conocerlo y amarlo.

- Exprésele su deseo de rescatar su vida de oración y pídale ayuda. Dígale que quiere tener una vida de oración de poder y de unción: ¡Él se la dará!

- Manifiéstele que está cansado de vivir como hasta ahora... que está harto de tener este estilo de vida afanado y ansioso (entre la victoria y la derrota), que quiere renunciar a todo ello, que está dispuesto a rendirlo a los pies de Jesucristo y llevar su carga que es liviana y fácil.

- Dígale que quiere aprender a vaciarse delante de él, entregarle todo lo que está en su alma (lo bueno y malo; lo positivo y negativo), es decir, que Cristo saque todo lo que hay en usted. Especialmente lo que le daña y no honra al Padre.

En este punto recomiendo hacer oración de liberación o autoliberación, le doy un ejemplo: «Señor Jesús, saca todo lo negativo y pecaminoso que hay en mi alma y en mi ser (el alma es el templo donde viven sus sentimientos, pensamientos y voluntad). Por favor, mi Dios, te pido que limpies mi ser interior y lo libres de todo impedimento. Estoy cargado, saturado y lleno de ideas, proyectos, problemas y necesidades... y quiero vaciarme totalmente para ti. Por favor, saca todo esto de mi mente y mi corazón, porque en este momento quiero estar totalmente concentrado en ti.

En el nombre de Jesucristo y por la sangre del Cordero, toda atadura, toda ligadura, todo nudo, toda muralla que haya en mí, se destruye, se desarticula, por la sangre de Jesucristo, por el poder de la cruz... se anula, se rompe y sale fuera en el nombre de Jesús (esta parte de autoliberación la puede repetir varias veces, hasta tener la convicción de estar libre: en realidad es un acto de fe).

Toda influencia de la carne, del enemigo y del mundo se anula y se rompe por la sangre de Jesús y el poder de la cruz de Cristo... en el nombre que es sobre todo nombre, Jesucristo mi Señor, se desarticula y quebranta toda influencia maligna que hay sobre mí, mi familia y mi derredor.

Segundo nivel: Oración de humillación, quebrantamiento, arrepentimiento, limpieza y sanidad interior. Tocaré este tema posteriormente ya que es fundamental para experimentar un avivamiento y una primavera espiritual que conduzca a un estilo de vida sobrenatural.

Tercer nivel: Oración de comunión e intimidad: para buscar su rostro, palparlo y encontrarse con él. Es el tiempo de mostrar hambre y sed por conocerlo de manera singular y profunda, para luego amarlo. Nadie puede amar a Dios si no lo conoce.

En realidad, esta debiera ser la meta principal de todo cristiano: una intimidad sostenida, absoluta, espontánea y muy profunda con el Altísimo.

Ahora bien, insisto en que si está dividido y lleno de preocupaciones y afanes por agradar a Dios, y no hay humillación, quebrantamiento, arrepentimiento ni limpieza en su vida, no podrá llegar al tercer nivel de oración, que es el más importante.

Este nivel es «producto», «consecuencia» y «efecto» de obtener la victoria en los niveles anteriores.

Una aclaración necesaria: La mayoría de los líderes y laicos quizás cumplen estos tres niveles de oración; sin embargo, el problema es que lo hacen a medias, «a las carreras», solo por cumplir.

Recuerde: La actitud y motivación determinarán el resultado de la bendición. Siempre es más importante el fondo que la forma.

Si usted invierte ochenta por ciento de su tiempo en estos tres niveles de oración, el veinte por ciento restante debería emplearlo en oración de intercesión y petición (que son el cuarto y quinto niveles respectivamente). En este punto pida todo lo que quiera, pues ya él le ha liberado de sus ataduras e intereses personales y egoístas... y verá lo que va a recibir.

Para cumplir debidamente estos cinco niveles de oración, recomiendo entre dos a cuatro horas diarias de plegaria. Recuerde, en lo espiritual son importantes tanto la calidad como la cantidad.

En mi experiencia, para usar mejor mi tiempo, muchas ocasiones durante la mañana cubrí el nivel primero y el segundo, a mediodía el tercero y en la noche el cuarto y el quinto. Otras veces, cumplía el proceso en dos tiempos. Comoquiera que fuese, el principio es programar prioritariamente su tiempo de oración.

Tercera premisa

No haga ayuno con oración si no está dispuesto a que Dios revise al máximo su manera de vivir, su forma de pensar, de tomar decisiones y de actuar; es decir, su estilo de vida interior y exterior.

De lo contrario solo estará tratando de manipular a Dios para lograr sus propios intereses, y él no puede ser manipulado.

El principal objeto del ayuno con oración es buscar con profundo anhelo y determinación un quebrantamiento y arrepentimiento que redunde en un hermoso avivamiento personal, familiar y ministerial. Si llega el avivamiento a su vida, con seguridad que todo su ser y hacer, sus bienes, su familia, trabajo y ministerio serán radicalmente afectados por la santidad y la sanidad espiritual de Dios.

Cuarta premisa

> La experiencia de algunos siervos del Señor con el ayuno debe servirnos de guía e inspiración.

Recomiendo especialmente a todos los que desean ejercitarse en la gimnasia espiritual del ayuno con oración la lectura de dos libros del Dr. Bill Bright, presidente fundador de la Cruzada Estudiantil y Profesional para Cristo.

El Dr. Bright acaba de terminar su cuarto ayuno de cuarenta días en el lapso de tres años. Su ejemplo nos enseña que hay que cuidarse del apasionamiento desmedido por hacer ayunos largos varias veces en un mismo año. Una irresponsabilidad así puede costar caro.

Su obra *El Avivamiento que viene* es fundamental para entender el ayuno y sus frutos, y su libro de bolsillo *Siete pasos básicos para ayunar y orar con éxito*, que es una excelente guía para hacer bien los ayunos, me han ayudado muchísimo.

Capítulo 2

SUGERENCIAS PRÁCTICAS PARA EL AYUNO

S olo con el apoyo de lo leído y vivido en carne propia, me animo a hacer algunas sugerencias de orden práctico, por supuesto, en mi carácter de principiante.

1) *Organícese*
Si va ayunar sistemática y periódicamente, le aconsejo que:
Compre un cuaderno de anotaciones de cien a doscientas páginas para registrar todas sus experiencias hermosas, los pasajes que le muestra Dios y los estudios bíblicos en los cuales medite. Con seguridad que hallará riquezas y revelaciones insospechadas dignas de guardar, repasar y dar a conocer a otros.

Comparta sus anhelos, objetivos y planes con aquellos que de algún modo se verán afectados con su cambio de ritmo. Esto es, cónyuge e hijos. Los especialistas dicen que la mejor forma de lograr un espíritu de equipo es comunicar la visión y los objetivos. Si hay comunicación efectiva hay participación e identificación, si hay participación hay apoyo y compromiso.

Programe sus decisiones por escrito para reducir sus actividades, compromisos y viajes durante los días asignados para ayunar.

Trabaje menos para otorgarle el tiempo suficiente y necesario al contenido y experiencia de su ayuno. Reduzca al máximo sus compromisos sociales, deportivos o de cualquier índole, para darle prioridad y realce a su ayuno y tiempo con Dios.

Debo reconocer que en algunas semanas durante el ayuno de cuarenta días no reduje mis responsabilidades prudentemente. Sin lugar a dudas que esto entorpece el pulso espiritual, contrarrestando la efectividad del ayuno y las bendiciones de Dios.

Sin embargo, las firmes misericordias de Dios permitieron que aún sea una tremenda bendición y una experiencia única e inolvidable.

2) *Defina sus metas y objetivos*

Determine por qué quiere ayunar. Escriba sus objetivos y recuérdeselos a Dios y a sí mismo cada día.

Ayunar sin objetivos y metas especificas es como salir de viaje sin destino... cualquier lugar le va a servir.

Ayune por razones valederas; recuerde que se está privando de algo sustancial para su vida física y síquica, y no valdría la pena hacer este tipo de sacrificios por trivialidades.

Ayune por cuestiones de fondo y no de forma... ayune para que Dios quebrante y humille su vida... por limpieza y sanidad interior... para crecer en el conocimiento del Altísimo... para saber estar en el Lugar Santísimo... para aprender a someterse y doblegarse a él... por decisiones trascendentales y de destino que tiene que tomar... también por sus problemas y necesidades familiares, empresariales y ministeriales... ayune por otras personas: problemas, enfermedades, salvación, etc.

3) *Revise sus actitudes y motivaciones al máximo y permita que Dios examine y enderece su corazón*

Es una necedad enorme ayunar por creerse o para mostrarse más espiritual que los demás; eso invalidará todo y «el remedio será peor que la enfermedad».

No compitamos en relación a quien ayuna más o mejor. Por favor, ¡no caigamos en superficialidades! No desnaturalicemos la esencia del ayuno con oración.

¡No permitamos que el ayuno se convierta en una moda o rutina!

Logremos que sea más bien un estilo de vida con contenido e impacto.

4) *Defina su estrategia o plan para el ayuno*

En cuanto a la frecuencia con que desea practicarlo:

Si va ayunar sistemáticamente hasta llegar a los cuarenta días o va a hacer ayunos prolongados, es aconsejable planificar de tres a seis semanas entre ayunos. Por ejemplo, si ayuna diez días y su próximo ayuno es de quince o veintiuno, no cometa el error de hacerlo de inmediato. Otórguese unas cuatro semanas de recuperación física y si es posible hágase un chequeo médico para asegurarse de que está en óptimas condiciones físicas antes de un ayuno prolongado.

Si termina un ayuno de veintiún días y el próximo será de cuarenta, sería prudente un intervalo de seis semanas.

En cuanto a la clase de ayuno:

Existen muchos tipos de ayunos. Usted puede escoger ayunar una comida al día. Muchos adoptan esto como su estilo de ayuno, con mucho éxito. Sin embargo, en estos casos se debería esperar de cinco a seis horas para ingerir la próxima comida.

Algunos ayunan al mediodía, pero a las dos o tres de la tarde ya están comiéndose dos hamburguesas a todo dar. Otros cometen el error de trabajar o dormir durante ese tiempo o hacer cualquier otra cosa menos orar, leer la palabra y tener comunión con Dios.

Recuerde, revise sus motivaciones. No se engañe a sí mismo.

Otras personas optan por ayunar una comida al día, o dos durante una, dos o más semanas. También es válido, lo único que debemos recordar es que lo valioso del ayuno no es el sacrificio de la comida, sino el encuentro profundo y exclusivo que podemos tener durante ese tiempo con nuestro Padre celestial.

Si se concentra en la cruz del Calvario y en el rostro del Señor cuando está sacrificando una, dos o tres comidas, entonces olvidará su estómago y no sufrirá impaciencia hasta que llegue la hora de comer. No ayune para sufrir... no vale la pena. El ayuno no es un martirio. Ayune para disfrutar de la presencia de Dios en su vida a tal punto que olvide y ni siquiera sienta la necesidad de llenar su estómago.

Recuerde: El punto principal del ayuno no es su estómago vacío ni su sacrificio radical; es la experiencia espiritual y sobrenatural que usted asimila cada vez que entra en la presencia de Dios, al centro mismo del Lugar Santísimo.

La razón de ser de su ayuno es permitir que la santidad y el poder de Dios penetre hasta sus tuétanos... hasta la médula de su vida interior, a tal punto que haya una transformación tan notoria en su estilo de vida y manera de actuar, que deje muchos frutos espirituales.

¿Cómo ayunar? Puede ser solo con agua. Otra opción es ingerir líquidos (como agua y jugos de frutas naturales, preferiblemente sin azúcar, no ácidas).

También podría ser al estilo de Daniel, con vegetales hervidos sin sal y licuados.

No es recomendable ayunar más de tres días sin agua ni sólidos. Algunas personas lo han hecho, pero son excepciones que Dios permite.

Permítanme informarles mi rutina de ayuno. Cuando hago ayunos breves de uno a cinco días, solo ingiero agua. Si son ayunos prolongados, especialmente de quince, veintiún y cuarenta días, ingiero agua, jugos de frutas naturales sin azúcar, manzanilla con miel de abejas natural y sopa licuada de vegetales hervidos en agua sin sal, excluyendo todo ingrediente o condimento.

Por otra parte, dormir bien es parte de la receta; la «siesta», un invento muy latino, contribuirá sobremanera.

Ante ayunos extensos se recomienda consulta y supervisión médicas permanentes, pues las reacciones fisiológicas difieren de una persona a otra. La dieta del ayuno puede ser apropiada para algunos e inadecuada para otros. Lo mejor sería consultar a un médico o nutricionista cristiano que entienda de ayunos.

En cuanto a horarios:

Una vez que defina la duración de su ayuno, establezca sus horarios de tiempo exclusivo, extenso y de calidad con Dios.

Programe bien su tiempo devocional y póngalo en su agenda como parte central de sus actividades. ¡Asigne prioridad a este tiempo, es lo más estratégico que tiene en todo el día! Tome previsiones para que en esas horas pueda disfrutar de privacidad y un ambiente que contribuya al momento devocional.

5) *Defina su estrategia postayuno*

Después de un ayuno extenso no es recomendable comer comida sólida de inmediato.

No cometa el grave error de empezar a comer como si llegara de la guerra. Haga la transición suave y gradualmente.

El primer día, posterior al término de su ayuno, continúe con la dieta de jugos de frutas y verduras, agregando pequeñas porciones de ensalada sin condimentos o frutas no ácidas. El segundo día puede comer vegetales hervidos muy mesuradamente. El tercer día, ensaladas sencillas. A ese ritmo, aumente poco a poco la cantidad y complejidad de sus alimentos. Al cuarto o quinto día el estómago estará casi habituado a recibir la dieta normal. Lo más aconsejable es volver a la dieta usual después de una semana.

Los libros antes mencionados del Dr. Bright, abundan en datos y detalles sobre este tema de manera profesional y científica, mencionando una receta del especialista y amigo personal Julio Cesar Ruibal (quien está con el Señor ahora).

Hace algunos años, cuando terminé mi ayuno de cuarenta días durante COICOM '97 en Quito, estaba haciendo la transición cuidadosamente, pero al cuarto día, atendiendo a una invitación, cometí el error de comer pan con mayonesa y un pastel de limón, muy ricos, pero que me trajeron consecuencias inesperadas.

Ruth Ruibal, especialista en esos temas, me había aconsejado con anterioridad que fuera con calma con la comida. Ella me dio una hermosa enseñanza. Textualmente me dijo: «Julio (Ruibal, su esposo) siempre decía: Cualquier tonto puede ayunar, pero solo un sabio puede romper bien un ayuno».

6) Prepárese para la batalla

Para el que ayuna, no todo es color de rosas. Es más, en algunos casos la lucha es tremenda.

La mayor contienda es con la carne (uno mismo) y el diablo, que batallarán para hacer que abandone su intento. El abandono del ayuno no reviste mayor importancia, pues lo fundamental es que mantengamos el deseo de cumplir nuestro compromiso y lograr los objetivos. Bajo esas premisas, las luchas no tienen mayores incidencias.

En ayunos largos pueden aflorar momentos de mal humor e intemperancia, que tienden a desestabilizar al cristiano para alejarlo de la presencia de Dios y opacar los deseos de buscarle y estar con él.

Asimismo, como para sembrar dudas respecto a la presencia de Dios y sus bendiciones, es posible que surjan más y mayores pruebas. Por eso, la oración diaria de liberación permitirá que el Señor ate al hombre fuerte y desarticule y anule sus intenciones y estratagemas.

Los deseos de satisfacer el hambre surgirán de modo inevitable, pero si se concentra en Dios y no en su estómago, la victoria será suya.

Se sentirá débil o menguado, pero no olvide: «Los que confían en el Señor renovarán sus fuerzas, volarán como las águilas, correrán y no se fatigarán» (Isaías 40:31).

Hay muchas manifestaciones físicas y sicológicas inusitadas, aunque normales, al ayunar: boca seca, mal aliento, dolores de cabeza, nuca y estómago, gases, impaciencia, malestar emocional... todas las cuales van desapareciendo en la medida que obtiene sus victorias a través de la oración. ¡Orar es la clave y la respuesta!

7) *Sea sabio y entendido*

Es sabio y recomendable consultar al médico y tener supervisión profesional durante sus ayunos y aun después. No superespiritualice este asunto. No es contradictorio ir al médico ni tampoco falta de fe en el Señor. Es más, hay personas que no podrán hacer ayunos largos ni con supervisión médica.

Cuando ayune, sea responsable consigo mismo; pues su cuerpo es el «templo del Espíritu Santo». Cuídelo. Nadie lo va a hacer por usted.

8) *Después del ayuno... ¿qué?*

Me hicieron esta pregunta cuando hablé de mi experiencia.

Primero, seamos claros con este tema: el ayuno no es la panacea... no es el remedio infalible para todos los problemas y necesidades que tenemos.

Reitero, el ayuno bien llevado solo es una vía efectiva para acercarse a Dios y conocerlo más profundamente. Es una herramienta espiritual eficaz para despojarse del yo carnal, y así darle espacio a Dios para que trabaje con libertad en nosotros.

Un estilo de vida de ayuno metódico y sistemático debe dejar frutos: una fuerte disciplina en la vida de oración y lectura de la palabra. Una vida de ayuno y oración bien llevada le produce al creyente mayor hambre y sed de Dios, un deseo renovado de buscarlo.

Un estilo de vida de ayuno y oración produce «un ritmo espiritual óptimo», y ese ritmo debe permanecer aun cuando no ayune. Después de cada ayuno, usted se queda con el sabor de haber recorrido el camino de «lo bueno hacia lo mejor, de lo mejor hacia lo excelente». Y una vez que haya experimentado lo excelente, ya sabe cual será siempre su parámetro o referente.

Recuerde, estamos enfocando el ayuno con oración no como una experiencia única aislada, sino incorporándolo a nuestro *modus vivendi y operandi*.

«Si fuera más obediente a Dios, permanecería en él,

adherido totalmente a su perspectiva. No estaría tan

ocupado en tantos afanes y actividades; alimentaría su

paz en mi vida».

Segunda Parte

Cómo aspirar a una primavera espiritual y un avivamiento personal, familiar y ministerial

DESEO... DECISIÓN... DETERMINACIÓN... ASPIRACIÓN

Dios ya lo hizo todo.
Dios quiere. Dios llora.
¡Usted decide!

Permítanme adentrarme en un tema muy controversial. Es mi oración que usted pueda captar el espíritu con que lo voy a tocar.

Hay algunos conceptos y principios de vida que han sido mal proyectados por algunos líderes, dañando al cuerpo de Cristo con una enseñanza sincera aunque errónea.

Por lo general, se ha enseñado y predicado mucho en contra de las obras, por lógica oposición a la teología de la gracia que sustenta nuestra fe: «Somos salvos por fe y no por buenas obras para que nadie se gloríe». Esta es una verdad irrefutable.

Sin embargo, no pocos cometen el error de descalificar cualquier intento humano, impidiendo que el cristiano se esfuerce y aspire a mayores cosas.

Considero peligroso poner la gracia en contra de las obras en todo contexto. Además, no es necesario enseñar «Gracia vs. Obras» como antítesis o enemigos irreconciliables. Tanto la gracia como las obras son designios de Dios y están dentro de su plan para diferentes contextos.

En la teología de la salvación las obras no cuentan para nada. Definitivamente todo es por gracia y fe. La salvación es gratis y uno no tiene que merecerla con su propio esfuerzo, solo desearla, aceptarla y recibirla.

Ahora, vamos al otro contexto: la Biblia también nos dice que «la fe sin obras es muerta». ¿Por qué? Porque Dios anhela en su corazón que en uso de nuestro libre albedrío «hagamos» ciertas cosas.

El deseo de obtener algo no es descartable en las esferas espirituales. La decisión de hacer algo, de buscar a alguien, no es desechable en el campo espiritual. La determinación de fijarse o trazarse una meta también es valida para su vida espiritual. La aspiración de ser alguien, de lograr algo, de ser cada día mejor no es opuesta a la dimensión espiritual, ni un impedimento para nuestra profunda y sincera relación con el Señor.

Considero que esta apreciación es clave para el crecimiento espiritual. Es más, una clara comprensión y aplicación es sinónimo de madurez espiritual. Es cierto que esta posición es peligrosa en muchos casos, especialmente cuando Dios no está sentado en el trono que le corresponde en la vida del creyente.

El deseo, la decisión, la determinación y la aspiración humanas se convierten en serios impedimentos en nuestra relación y comunión con Jesús, cuando implican motivaciones, actitudes y expectativas carnales... cuando no nos humillamos ni quebrantamos delante del Trono de Dios... cuando no renunciamos a nuestro yo ni nos rendimos por completo a los pies del Señor.

En la vida cristiana es imprescindible tener motivaciones y aspiraciones. La clave es que estas estén totalmente alineadas, rendidas a la voluntad de Dios y a sus intereses.

Si nuestra condición no es esa, nuestros intentos generan un efecto bumerán en nuestras vidas (contrario a mis deseos y expectativas).

Quisiera extremar recursos en mi explicación para no generar polémicas innecesarias, que nos harán perder el corazón y sentido de estos principios estratégicos de vida abundante, vigorosa y victoriosa:

¡Por favor, no le pida a Dios que haga lo que usted tiene que hacer! Él nunca hará lo que a usted le corresponde realizar por voluntad y determinación propias.

Me explico, Dios dice que debemos orar; entonces, pongamos manos a la obra y oremos. Dios dice que escucha solo a los corazones quebrantados y humillados; entonces, pongamos manos a la obra y humillémonos y quebrantémonos delante de la presencia del Señor.

Él no se va a humillar ni quebrantar por usted. Lo que puede hacer es propiciar o fomentar el quebrantamiento. Pero eso es algo diferente.

Es mandato de Dios que cuidemos nuestro cuerpo, nuestro físico; entonces, ponga todo de sí para hacerlo. Por favor, si engorda o se revienta trabajando, no diga: «Parece que el Señor no me escuchó ni quiso ayudarme». Lo que debe hacer es simplemente comer menos, cerrar la boca o cosérsela. Punto final.

Sin un sincero deseo de arrepentirse y confesar todo no puede haber limpieza. Cristo no puede actuar con el esplendor de su poder si usted decide vivir según sus propios criterios y no de acuerdo a los de Dios.

Sin la decisión y determinación de humillarse y quebrantarse delante del Señor, no puede venir el gran avivamiento de Dios para su vida, familia y ministerios.

No crea que Dios es un mago o un ilusionista: Él se conduce por principios y leyes que creó y a los cuales él mismo se somete.

Él nos creó con libre albedrío, seres capaces de elegir o decidir. Usted decide con qué esplendor e intensidad vive su comunión con el Señor. Dios espera, él ya lo hizo todo.

En resumen, sin un deseo firme de buscar y conocer profundamente a Dios; sin una decisión seria de seguirle cueste lo que cueste; sin una determinación férrea de orar y ayunar disciplinada e intensamente; y sin una aspiración sincera de ser limpio y santo, no habrá una primavera o avivamiento espiritual en su vida, familia y ministerio. ¡Punto final!

De acuerdo a mi experiencia son cuatro los pasos indispensables para obtener una vivencia espiritual plena y rebosante que traiga una gran siembra e igual cosecha en su vida personal, familiar y ministerial:

1. Deseo, decisión y determinación de humillarse y quebrantarse.

2. Deseo, decisión y determinación de confesar todo y no ocultar nada a Dios.

3. Deseo, decisión y determinación de buscar el rostro de Dios y no añadiduras.

4. Deseo, decisión y determinación de orar y ayunar sobrenaturalmente.

Enfatizaré estos pilares centrales en los próximos capítulos.

«Si yo fuera más obediente a Dios... llevaría su yugo que es fácil y su carga que es ligera y nada pesada... descansaría y reposaría en él, y en quietud y confianza sería fuerte».

Capítulo 4

DESEO, DECISIÓN Y DETERMINACIÓN DE HUMILLARSE Y QUEBRANTARSE

Reconocer mi condición y situación.

Delante del Altísimo no se presente con su trayectoria, con sus pergaminos de antigüedad en el ejército de Dios. No se «haga el buenito» ni el importante con él, porque eso no funciona. Él conoce muy bien su corazón y sabe que necesita humillación y restauración.

2 Crónicas 7:14 dice: «Si se humillare mi pueblo, sobre el cual mi nombre es invocado, y oraren, y buscaren mi rostro, y se convirtieren de sus malos caminos; entonces, yo oiré desde los cielos, y perdonaré sus pecados, y sanaré su tierra».

Y el versículo 15 promete: «Ahora estarán abiertos mis ojos y atentos mis oídos a la oración en este lugar».

«Si se humillare mi pueblo...» un versículo para creyentes que afirma que la primera clave en todo avivamiento es la humillación y el quebrantamiento: es decir, reconocer que somos pecadores; que nada somos ni podemos hacer sin él.

Humillarse es dejar de pensar que valemos, que nuestros años de liderazgo nos hacen cada vez más importantes y trascendentales. Humillarse es renunciar y rendir toda esa basura que va entrando poco a poco a nuestro ser; es dejar que Dios queme todas las impurezas que se han acomodado en nuestra alma. Es decirle a Dios: ¡Me declaro necesitado de tu fuego refinador y restaurador!

«Sobre el cual mi nombre es invocado, y oraren, y buscaren mi rostro...» este pasaje es un mensaje potente y elocuente para el líder cristiano que tiene una relación cotidiana, normal y natural con su Señor... para el cristiano que ora, lee la Biblia, asiste y participa en la iglesia con cierta normalidad.

Advierta que Dios reconoce a esta clase de creyentes. Es como si él dijera: «Raúl, veo que invocas mi nombre y que oras todos los días con fervor, e inclusive sé que sinceramente quieres conocerme más. Sin embargo, hay detalles importantísimos que has pasado por alto, y todas tus oraciones solo llegan al techo y rebotan; no llegan a mí (hasta el cielo). Y sabes, estoy triste porque deseo bendecir nuestra relación, pero primero debes humillarte, para que vengan la limpieza y la purificación.

»Recién entonces el ambiente estará listo (puro y descontaminado) para afianzar nuestra relación e intimidad.

Recuerda, si hay impedimentos dentro de ti, solo espero que pidas que mi Hijo te limpié, te libre de ellos, te restaure, y luego, estaremos reconciliados para grandes cosas».

«Y se convirtieren de sus malos caminos...» ¿Acaso el creyente que ya se convirtió tiene que volver a convertirse? El cristiano convertido, sea nuevo o antiguo, necesita constantemente dejar que Dios revise su estilo de vida, porque todo creyente, sin darse cuenta, está siempre expuesto a adquirir hábitos, actitudes y expectativas negativas y carnales (los llamo pecados inconscientes o subliminales).

No sé si estará de acuerdo conmigo, pero este tema de los pecados subliminales e inconscientes es algo fundamental que no se enseña. Tenga muy en cuenta esto que dice Proverbios 21:2: «Todo camino del hombre es recto en su propia opinión; pero Jehová pesa los corazones».

La pregunta es simple: Usted que es líder espiritual, ¿cómo puede conocer sus pecados, especialmente aquellos que no percibe? ¿Cómo percatarse de impedimentos y obstáculos que hay en su vida interior?

A estos los llamo pecados subliminales (inadvertidos) o inconscientes. En este punto el Espíritu Santo cumple un rol por demás estratégico, si es que le pedimos que saque a luz esos pecados ignorados.

Los pecados inconscientes no pueden confesarse porque se los desconoce. Y el pecado, para ser perdonado o limpiado por la sangre de Jesús debe ser confesado y, principalmente, tiene que existir una actitud y motivación de arrepentimiento genuino. Cristo solo puede limpiar pecados confesados.

Entonces, cuando el Espíritu Santo, ante los pedidos de usted, trae a luz los pecados inconscientes, es que apenas los ve como tales... recién los reconoce como pecados, los confiesa, se arrepiente y pide perdón.

Permítale a Dios, Espíritu Santo, pesar su corazón constantemente.

Mientras no aplique literalmente los Salmos 51, 139 y el 32, corre el peligro de contaminarse de pecados inconscientes que son los impedimentos mayores para que una primavera espiritual sostenida sea parte de su estilo de vida.

Usted puede ser un líder cristiano reconocido; un cristiano ejemplo de disciplina y perseverancia en sus devocionales. Tal vez sea un pastor o predicador cuyo ministerio lleva muchas almas a los pies del Señor. Pero déjeme decirle que nada de eso es la medicina para sus pecados. Dios quiso que lo fuera la sangre de Cristo mediante el arrepentimiento y la confesión directa a Jesús.

El hecho de que tenga disciplinas espirituales todos los días, no le ayuda a limpiar los impedimentos y pecados en su vida interior y exterior. Por favor, no es el «acto de orar» el que mantiene su vida limpia y libre de impedimentos; es el «acto de confesar y arrepentirse».

No hay alternativa. Si quiere que Dios le escuche, si desea que sus pecados sean perdonados, si anhela que su tierra sea sanada por la mano de Dios, conviértase de sus malos caminos a través de la humillación, el arrepentimiento, la confesión, la limpieza y la purificación mediante la sangre del Cordero.

«Entonces, yo oiré desde los cielos, y perdonaré sus pecados, y sanaré su tierra».

Esta debería ser la aspiración y expectativa que todo líder debe tener en lo profundo de su ser, pero no el centro de la búsqueda. Lo que uno siempre debe buscar es ser humillado, quebrantado, llegar al arrepentimiento y a la confesión de pecados para que haya limpieza y purificación total en la vida personal, familiar y ministerial. Porque lo central de la búsqueda no debe ser las bendiciones de Dios. Por lo general, estamos habituados a buscarlo por sus bendiciones... casi siempre nuestras expectativas se concentran en lo que Dios puede hacer por nosotros, en sus dádivas, en sus soluciones a nuestros problemas.

Busquémoslo a él en primera instancia, y las bendiciones vendrán automáticamente.

El avivamiento se gesta y se derrama a través de personas, no de instituciones. Por una persona miembro de una iglesia o ministerio puede venir el desafío de Dios a la humillación que precede al avivamiento. Por esta razón, el principio para todos los cristianos es: Busquemos avivamiento a nivel personal, y automáticamente afectaremos la familia, la iglesia, el trabajo y el ministerio.

Primero la causa y después el efecto. Que Dios escuche nuestro clamor, que perdone nuestros pecados y sane nuestra tierra es la consecuencia de un acto voluntario del creyente. Recuerde: «Si se humillare mi pueblo... entonces Yo oiré desde los cielos...»

Analicemos el versículo 15: «Ahora estarán abiertos mis ojos y atentos mis oídos a la oración en este lugar». Esto refleja otra consecuencia. Es decir, desaparecido el impedimento, el obstáculo o la barrera, Dios actúa con total libertad y las bendiciones se derraman al instante.

Es cuestión de vivir en permanente y sincera humillación, con deseos profundos de que él nos convenza de pecados conscientes e inconscientes, con determinación férrea de buscar limpieza total para nuestro ser, y aspirando glorificar a nuestro Padre a través de una vida de muchos frutos. Lo demás, déjeselo a Dios.

Morir a mí mismo... morir a los afanes y problemas.

Humillarse y quebrantarse requiere morir a uno mismo, a los planes y proyectos propios, a los deseos personales, para dar paso libre a la voluntad de Dios.

Humillarse es renunciar a todo para cumplirlos propósitos de Dios. Rendirlo todo a Jesucristo, principalmente los afanes, ansiedades y angustias. En especial los imposibles y las cosas o personas más valiosas.

Humillarse es dejar que Cristo tome total control de todo lo suyo. Es convertirse en prisionero y esclavo de Jesucristo, sin derechos.

Ser revisado y examinado totalmente... entrar en la balanza de Dios.

Si el líder no está dispuesto ni siente la necesidad cotidiana de entrar a la presencia de Dios y dejar que literalmente lo examine de pie a cabeza: revise sus conceptos y estilo de vida, la forma de tomar decisiones y hasta su teología... entonces, la consecuencia será una parálisis o estancamiento espiritual.

El salmo 139 debe ser el manual diario de humillación y confesión del líder o ministro de Dios.

Cuando hay descuido por las muchas ocupaciones en la obra del Señor, viene la debacle. Inmediatamente el templo del Espíritu Santo se verá invadido por los diez pecados capitales que sustentan la caída o estancamiento de un líder o ministro de Dios: autosuficiencia, orgullo, soberbia, vanagloria, manipulación, egoísmo, impulsividad, inflexibilidad, insensibilidad y «cortoplacismo».

Entrar en la «balanza de Dios» es fundamental: Él tiene que pesar nuestras actitudes, motivaciones, expectativas, intenciones, criterios, experiencia personal, iniciativas propias, visiones, planes y proyectos. Tiene que pesar nuestra vida personal y privada, nuestra vida familiar.

Toda nuestra vida interior y exterior debe pasar por su balanza: el cumplimiento de nuestros roles y responsabilidades; nuestro accionar en el trabajo o el ministerio... todo en definitiva. Esta es la única vía para que él nos limpie de arenillas que pueden entrar subliminalmente con la intención de acumularse.

Pasar por alto esta enseñanza hará que esas arenillas se conviertan en dunas o montañas que ahoguen o estanquen nuestra espiritualidad.

Entramos en la balanza divina mediante el clamor por misericordia, pidiéndole a Dios que mire nuestros corazones y no nuestras faltas y pecados... pidiéndole que si quedamos cortos (seguro que así será), nos perdone, limpie y enseñe para vivir de manera que nuestra existencia le agrade.

A continuación expondré una reflexión que escribí en el momento en que Dios me mostraba mi vida carnal.

Si fuera más obediente a Dios

Si fuera más obediente a Dios,

tendría menos fatiga y tensiones;

sería más eficiente y coherente al

practicar mis principios.

Tendría mayor claridad en mis percepciones

y apreciaciones de los demás.

Si fuera más obediente a Dios,

llevaría su yugo que es fácil y su carga

que es ligera y nada pesada...

descansaría y reposaría en él,

y en quietud y confianza sería fuerte.

Si fuera más obediente a Dios,

sería más responsable conmigo mismo,

con mi esposa y mis hijos: mi familia;

mis colegas de trabajo y mi sociedad.

Pasaría más tiempo con ellos y

compartiría las bellezas de la vida.

Si fuera más obediente a Dios,

viviría y hablaría con mayor vehemencia

a los líderes de mi país, para que pensemos

y actuemos en favor del rescate total

de los valores y principios cristianos.

No descansaría hasta devolver la primacía

a la honestidad, transparencia, fidelidad,

al amor, la justicia y la verdad de Cristo.

Si fuera más obediente a Dios,

permanecería en él, adherido

totalmente a su perspectiva.

No estaría tan ocupado en tantos

afanes y actividades;

alimentaría su paz en mi vida.

Si fuera más obediente a Dios,

sería menos impulsivo e impaciente,

más sensible a las necesidades de mi prójimo,

vería las cosas y los desafíos más a

largo plazo que a corto plazo.

Si fuera más obediente a Dios,

sería pan partido y vino derramado

para muchos que necesitan de mi servicio.

¡Hoy, declaro que quiero ser más obediente a Dios!

Además de la anterior, Dios me inspiró también con la siguiente reflexión:

Señor, hazme volver al kinder y reaprender el ABC

Señor, hace casi 20 años que te conozco y camino contigo,

y necesito urgente que me envíes de vuelta al kinder

para reaprender el ABC cristiano... lo básico.

Es que Señor Santo, al parecer, me sofistiqué tanto,

que ya no puedo practicar las cosas simples y sencillas,

que son elementales e indispensables

para tener una profunda comunión e intimidad contigo.

Jesús amado, necesito reaprender y revivir

el mensaje poderoso de la cruz del Calvario:

redención y salvación para mi vida;

perdón para mis pecados;

limpieza total en tu sangre;

y victoria sobre la carne,

el mal y el sistema mundano.

Dios Santo, necesito

reencontrarme con lo básico:

vivir el señorío de Jesucristo...

que el señorío de mi Jesús

se manifieste y se exprese

auténticamente en todos mis actos.

Quiero rendir mi voluntad y mis criterios a ti;

aprender a morir a mi mismo;

negarme a mi mismo.

Estar crucificado a ti para que ya no sea yo,

sino tú viviendo en mi.

Quiero morir, cada día a mi yo carnal.

Señor, necesito con urgencia ir de vuelta
al kínder para aprender lo básico y lo sencillo:
Que mis tres enemigos más grandes y peligrosos
son el diablo y sus ángeles caídos;
el mundo y su sistema atractivo;
y la carne... ese yo egoísta que no quiere
ser crucificado en tu cruz.

Necesito aceptar y aprender con urgencia,
que no sirve de nada conquistar gloria, fama y poder,
si debilitamos nuestra relación contigo.
¿Para qué esmerarse y afanarse tanto
por hacer cosas para ti, cuando tu voluntad es otra?
¿Por qué caer en una rutina espiritual
de orar, leer tu palabra, ir a la iglesia,
ministrar a otros,
cuando no hay poder en mí... no hay unción?

Señor Jesús, que de una vez aprenda

profundamente lo básico de tu señorío:

separado de ti nada puedo hacer...

y si lo hago, serán tesoros aquí en la tierra

y no en los cielos.

Quiero no hacer nada por mí mismo...

habituarme a ver lo que el Padre hace

y luego hacerlo en tu gracia.

No hacer nada por mí mismo, es la clave:

ni por el afán de agradarte...

ni por el afán de ser reconocido en tu obra...

ni por el afán de hacer grandes cosas para ti...

ni por el afán de tener un ministerio...

ni por el deseo de mejorar mi economía.

¡Por nada y para nada, hacer cosas por mí mismo!

Jesús amado, enséñame a no actuar sin permiso tuyo... a

consultarte en todo... y luego proceder.

Señor, quiero volver al kinder a reaprender el ABC...
lo básico del cristianismo.

Capítulo 5

DESEO, DECISIÓN Y DETERMINACIÓN DE CONFESAR TODO Y NO ESCONDER NADA A DIOS

Uno de los peores negocios para el cristiano es ocultarle a Dios cosas negativas, «pecados o pecaditos», porque con esa actitud prácticamente pasamos por alto uno de los atributos más importantes del carácter de Dios: su omnisciencia.

Él sabe y conoce todo... conoce nuestro corazón y nuestra mente, aun nuestras intenciones; entonces, ¿qué ganamos escondiéndole faltas que cometemos?

Asimismo, algo que nos impide confesar nuestros «pecaditos» (todos de igual envergadura ante la perspectiva de Dios) es la actitud de minimizar nuestras faltas. Aquella actitud de: «¡Oh!, son cosas pequeñas que no hacen daño a nadie», es un enemigo mortal de la santidad.

El Salmo 32:3, 4 ilustra con mucha claridad acerca de los efectos sobre aquella persona que esconde sus pecados y no los confiesa: «Mientras callé se envejecieron mis huesos... se volvió mi verdor en sequedad». El líder cristiano no puede darse el lujo de callar sus faltas, es decir, no confesarse diariamente de rodillas delante del Señor. Ese es el inicio de la debacle... es el peor negocio que hace en su vida.

Proverbio 28:13, 14 también enseña sobre este punto: «El que encubre sus pecados no prosperará; más el que confiesa y se aparta alcanzará misericordia. Bienaventurado el hombre que siempre teme a Dios; más el que endurece su corazón caerá en el mal».

Uno de los principios más importantes para una vida santa es la transparencia, primero con Dios, y luego consigo mismo y los demás. Tenemos que ser totalmente transparentes con Dios hasta en los pequeñísimos detalles.

La transparencia nos impulsa a confesarnos cotidianamente delante de Dios sin temores ni rodeos. El líder transparente sabe que una de las bases de su éxito es ser examinado, revisado y limpiado constantemente por su Salvador.

Sin arrepentimiento y confesión de pecados no hay perdón ni limpieza. Jesucristo no puede limpiar pecados inconfesos... ¡Esto es clave! Cristo no limpia excusas o autojustificaciones.

El Espíritu Santo nos convence de pecado, pero los líderes cristianos tenemos que desear arrepentirnos, decidir confesar nuestros pecados a Dios, determinar humillarnos delante de Jesús y aspirar a ser totalmente limpios por la sangre del Cordero.

Remordimiento contra Arrepentimiento.

Hay diferencia entre «sentir remordimiento» por un pecado y estar «arrepentido de un pecado»; en esta cuestión radica uno de los problemas modernos que impide que haya limpieza total en el cristiano.

El remordimiento produce culpa, el arrepentimiento convicción de pecado.

El remordimiento lleva al creyente a pedir perdón para «deshacerse» de la culpa o del malestar interno que no lo deja tranquilo.

El arrepentimiento busca reconciliación con Dios y restauración de la relación.

El remordimiento busca calmar la conciencia. ¡Es anestésico!

El corazón arrepentido busca limpieza total y radical, para entrar en la presencia de Dios. El remordimiento es autosugestivo.

El arrepentimiento es un acto de fe y de amor.

El remordimiento es superficial y por eso, subliminalmente, no implica un verdadero interés para salir del pecado.

El arrepentimiento nos lleva a un firme propósito de salir del pecado.

El remordimiento es urgente. El arrepentimiento es profundo.

El remordimiento es sicológico (mental). El arrepentimiento es espiritual.

El remordimiento es un maquillaje basado «en el hábito espiritual de pedir perdón»: Setenta veces se pide perdón y setenta veces se cae en el mismo pecado (muy frecuente en esta época). Sentir remordimiento no nos saca del pantano, al contrario, nos introduce más en él.

El arrepentimiento nos convence profundamente de que el pecado nos destituye de la presencia de Dios.

Lo que más le interesa a la persona con remordimientos es estar en paz consigo misma (tener la conciencia tranquila). Para estar tranquilo confiesa su pecado, pide perdón a Dios, y cree que ya está todo solucionado... ¡se equivoca! Lo central no es el acto de confesión y de pedir perdón, este es el procedimiento o la forma, aun los fariseos caían en esta costumbre.

Lo que más busca el corazón arrepentido es estar en paz y comunión con Dios. Porque sabe que solo «el de manos limpias y corazón puro entra al Lugar Santísimo» (Salmo 24:3, 4). El remordimiento a la luz de Dios es un autoengaño.

El arrepentimiento es dejar que la verdad de Dios prevalezca ante nuestras mentiras.

Arrepentirse es volverse radicalmente a Dios sin importar las consecuencias.

El remordimiento mide y calcula las consecuencias; y este punto, precisamente, no le permite al cristiano arrepentirse verdaderamente, pues quiere controlar y regular las consecuencias, máxime si estas son graves y funestas (muy frecuente en el líder cabeza de ministerio).

Ante pecados graves, el líder realmente arrepentido está dispuesto a someterse a la consejería pastoral y a la disciplina de la iglesia o el ministerio, porque lo que más le interesa es que su vida sea totalmente restaurada.

Por el contrario, el líder con remordimientos huye, se escabulle, le hace «lance» a todo tipo de disciplina y consejería pastoral, y hasta se autodisciplina (en secreto) para no dejar el timón de su ministerio y, principalmente, cuidar su imagen pública.

¡Cuántos líderes hemos caído en esta trampa! ¡Cuántos líderes hemos puesto nuestra imagen pública por encima de los intereses de Dios y, en muchos casos, por encima del mismo Dios! Ese es el motivo por el cual no nos arrepentimos correctamente; cuidando demasiado nuestro prestigio empezamos a esconder pecados que a la postre vienen a ser «la grieta que tumba la pared y, al final, la casa».

Los ministerios e iglesias liderizados por siervos en estas condiciones están desolados y no prosperan, se estancan, y muchos fracasan. Son las consecuencias de que el líder no se humille, quebrante ni arrepienta verdaderamente, y de que no se disponga a apartarse o renunciar al ministerio hasta que su vida sea totalmente restaurada.

¡Cuántos ministerios han sufrido y sufren por esta tragedia! Líderes que por protegerse incorrectamente se «adueñan» del ministerio, y por no sufrir las consecuencias hacen sufrir al ministerio hasta dejarlo prácticamente en cenizas. ¿Cuántos ministerios e iglesias florecientes y con mucho potencial se han estancado por el pecado en el liderazgo?

El Espíritu Santo ayuda a iniciar el proceso de humillación, confesión y arrepentimiento.

Desde mi posición de cristiano no pentecostal (hermanos a los que amo y respeto muchísimo), me he dado cuenta de que en la iglesia no renovada o conservadora, lamentablemente, no se le otorga la debida importancia al Espíritu Santo, e inclusive, en muchos casos, se lo desjerarquiza y subestima. Permítanme aseverar que cometemos un tremendo error. Ese es el motivo por el que no hay crecimiento explosivo, porque no hay «vida de poder espiritual». Nuestro Señor dijo: «Y recibiréis poder cuando haya venido sobre vosotros el Espíritu Santo...»

Todavía hay una polémica trivial sobre quienes tienen el Espíritu Santo: pentecostales o no pentecostales. ¡Todo creyente tiene al Espíritu de Dios! Eso es innegable; el detalle es que nos conformarnos solo con tenerlo.

En mi criterio lo importante reside en «estar ungido del Espíritu Santo», que no es lo mismo que tenerlo; lo puedes tener, pero sin permitir que sea activo y dinámico en tu vida. La pregunta del millón es: ¿Por qué muchos cristianos, teniendo al Espíritu Santo, no manifiestan los frutos del Espíritu y más bien hacen notar las obras de la carne?

En uno de mis ayunos, el Señor me mostró un pasaje que llamó mucho mi atención: «... habiendo reunido a sus discípulos, les dio poder y autoridad...» (Lucas 9:1, 2). Confieso que por primera vez en mi vida entendí que hay que pedir poder (el Espíritu Santo es el mismísimo poder de Dios); entendí que debía aprender a clamar para que Dios «me unjiera con Su Santo Espíritu». Entendí también que el cristiano debe aspirar a «estar lleno del Espíritu Santo». En otras palabras, Dios quiere que dentro de nuestro ser «corran ríos de agua viva», pero depende de nosotros el desear, aspirar y decidirnos por este nivel de vida.

¿Cuál de las personas de la Trinidad tiene mayor protagonismo aquí en la tierra? Jesucristo fue claro al decir: «Es necesario que yo me vaya, porque si no me fuera, el Consolador no vendría a vosotros, mas si me fuere, os lo enviaré» (Juan 16:7).

Para un avivamiento personal basado en oración y ayuno es «esencial» conocer verdaderamente al Espíritu Santo y tener comunión con él.

Es imperativo orar y clamarle al Espíritu Santo para que nos revele nuestra condición real y nos convenza de pecado, a fin de que confesemos, pidamos perdón y obtengamos limpieza y purificación por medio de la sangre del Señor.

Los no pentecostales no debemos temer darle protagonismo al Espíritu Santo en nuestra vida e iglesias. Él es la clave para la primavera espiritual, el avivamiento y el crecimiento explosivo.

No quiero levantar polémicas, pero hay algo que debo decir: el Espíritu Santo no es patrimonio de los pentecostales y carismáticos (hermanos a los que amo profundamente, reitero). Dios no lo ha dado solo para ellos; ha sido enviado por el Padre y Jesús para que todo creyente, toda la iglesia experimente su plenitud y poder sobrenaturales.

Para mí ha sido vital iniciar una comunión íntima con el Espíritu Santo (por si acaso, la sigo teniendo con mi Padre celestial y mi Señor Jesús). Conocer verdaderamente al Espíritu de Dios ha redundado en grandes beneficios para mi vida interior y exterior; principalmente, me ha dado muchos resultados conocer las funciones del Espíritu Santo y aplicarlas a mi vida.

Para que profundice y revolucione su vida, permítame hablarle, brevemente, acerca de las funciones más importantes del Consolador o Paracletos (Espíritu Santo):

1. El Espíritu Santo enseña todas las cosas (Juan 14:26).

2. El Espíritu Santo recuerda todas las cosas enseñadas por Dios (Juan 14:26).

3. El Espíritu Santo convence de pecado, de justicia y juicio (Juan 16:8).

4. El Espíritu Santo nos guía a toda verdad (Juan 16:13).

5. El Espíritu Santo hace saber las cosas que han de venir (Juan 16:13).

6. El Espíritu Santo escudriña lo profundo de Dios (1 Corintios 2:11).

7. El Espíritu Santo revela las cosas de Dios; 1 Corintios 2:11 enfatiza con claridad: «nadie conoció las cosas de Dios, sino el Espíritu de Dios».

8. El Espíritu Santo nos hace saber lo que Dios nos ha concedido (1 Corintios 2:12).

9. El Espíritu Santo nos enseña qué decir... qué hablar (1 Corintios 2: 13).

10. El Espíritu Santo otorga y reparte sus dones (1 Corintios 12:6-1).

Podría extenderme mucho más sobre mi reciente experiencia con el Espíritu Santo, pues ha sido muy eficaz, gratificante y fructífera, pero me limitaré a resumir lo más importante, esperando que sea para vuestro beneficio.

En pleno quebrantamiento y humillación, Dios me guío al estudio bíblico sobre el Espíritu Santo y sus funciones (los diez puntos mencionados). Y fue revelador y fundamental para mi avivamiento personal conocer al Espíritu de Dios de esta manera. Para que no queden dudas, ya lo conocía y lo tenía, pero la diferencia fue que esta vez le daba su lugar y lo buscaba con una sed increíble de tener comunión con él y dejar que me llenara y me hablara.

Me aferré a la verdad bíblica de que el Espíritu Santo me mostraría todas las cosas respecto a mi vida aun desde el vientre de mi madre: infancia, adolescencia, juventud y adultez; especialmente aquellas cosas y sucesos que eran un estorbo para mi comunión con Dios; también los pecados conscientes e inconscientes que impedían una relación más profunda y sobrenatural. Y fue todo un éxito. ¡Gloria a él!

Por medio de la acción directa del Consolador, inicié un proceso de tres meses de oración en actitud de quebrantamiento y humillación, buscando una revisión total y profunda de mi vida interior y exterior; pedía que saliera todo a la luz de mi conciencia y tuviera posibilidades de confesar, arrepentirme y pedir limpieza y purificación de mis actitudes, motivaciones, expectativas y conducta erróneas. Y fueron saliendo cosas increíbles que estaban en mí y que, al parecer, eran un obstáculo e impedimento para mi crecimiento y madurez espiritual.

Empecé a clamar al Espíritu Santo que sacara todo impedimento, arenilla y espinilla que hubiera en mi ser; a rogarle que me mostrara los pecados inconscientes que había cometido a lo largo de mis años para conocerlos (pues si son inconscientes pasan inadvertidos), confesarlos, arrepentirme y pedir limpieza y sanidad interior. Él respondió y fue algo maravilloso.

Es importante entender y aferrarse a la posición que nos da la cruz y la sangre de Cristo.

Empecé a clamar por liberación de mi ser, rogaba: «Saca mi alma de la cárcel, para que pueda alabar tu nombre» (Salmo 142:7). Realmente necesitamos liberación de las cárceles donde vivimos, especialmente aquellas construidas en base a un estilo de vida de stress, afán, ansiedad, impulsividades, carnalidades como vanagloria, orgullo, soberbia y manipulaciones subliminales o inconscientes.

Aprendí, en oración, a reprender al enemigo y a pedirle a Cristo que ate al hombre fuerte y al ladrón; que lo anule y desarticule y lo eche fuera de mi vida y de los ambientes que frecuento (familia, trabajo, ministerio). Aprendí a proclamar la sangre del Cordero y la cruz del Calvario sobre toda acción directa e indirecta, maldición y opresión del maligno y sus ángeles caídos y derrotados.

Aprendí a aferrarme y apropiarme de mi posición en Cristo Jesús, y principalmente a vivir y ejercitar esa bella posición que no nos ha costado absolutamente nada.

En resumen, aprendí a vivir una vida sin cárceles y de mucha victoria.

El estudio bíblico «El poder de la cruz», que Dios me dio, me ayudó a reaprender aspectos vitales para una vida vigorosa y victoriosa. A continuación expongo el bosquejo para que lo estudie e investigue en oración:

1) La cruz salva de condenación y culpa: Juan 3:16-21; 5:24; Romanos 8:1.

2) La cruz da salvación, redención y vida eterna: Romanos 10:9; Tito 2:11 y 3:4-7; Filipenses 3:9 ; Efesios 2:7-8; Gálatas 2:16; Salmos 31:5 y 130:7; Isaías 43:1; Romanos 3:23-25; Colosenses 1:13-14; Tito 2:14.

3) La cruz nos reconcilia con Dios: 2 Corintios 5:18; Efesios 2:4,5,16-22.

4) La cruz trae perdón y limpieza: 1 Juan 1:9; Efesios 1:7; 2:13.

5) La cruz otorga vida en abundancia: Romanos 6:23; Mateo 26:28; Juan 10:10.

6) La cruz deshizo las obras del maligno: 1 Juan 3:8; Hebreos 2:14.

7) La cruz da victoria sobre los enemigos del alma la carne, el diablo y el mundo: 1 Corintios 15:5-7; Salmos 130:5-6; 142:7; Apocalipsis 12:10-11; Efesios 6:12.

8) La cruz da cobertura en la sangre de Jesús para usted, su familia y su ministerio: Romanos 5:9; 1 Tesalonicenses 5:9; Romanos 3:25; Efesios 1:7, 2:13; Colosenses 1:20; Apocalipsis 1:5.

9) La cruz trae fe y esperanza: Efesios 2:8; 3:17-21.

10) La cruz redime las cosas para el reino de Dios: Colosenses 1:20; Apocalipsis 5:10-13.

Capítulo 6

DESEO, DECISIÓN Y DETERMINACIÓN DE BUSCAR EL ROSTRO DE DIOS Y NO LAS AÑADIDURAS

Luego de la humillación, el arrepentimiento y la limpieza, cuán importante es buscar el rostro de Dios de manera auténtica, con sed y hambre de conocerlo verdadera y profundamente, como afirma la Palabra de Dios:

> «Con toda tu mente, con todas tus fuerzas, con todo tu corazón...».

¡Búscalo!; el primer mandamiento nos dice ni más ni menos que esto.

1) Busque a Dios para humillarse y ser limpio.
2) Busque a Dios para conocerlo profunda-

mente (su carácter y sus atributos); conocer y estar alineado a su voluntad y tener intimidad con él.

3) Busque a Dios para adorarlo, exaltarlo, alabarlo y amarlo (no se puede adorar a quien no se conoce).

4) Busque a Dios para que libere su vida y los lugares que frecuenta; para que rompa, quebrante, desarticule y anule las estratagemas y opresiones del enemigo sobre su vida personal, familia y ministerio.

5) Busque a Dios para le que dé una carga genuina y compasiva por los perdidos; para que se convierta en un intercesor.

6) Busque a Dios para hacerle sus propias peticiones de provisión.

Es lamentable que los cristianos vivamos buscando afanosamente las añadiduras, olvidando de buscar primero el rostro de nuestro Dios. Esa es la tragedia moderna de muchos líderes.

Nuestra vida y nuestros ministerios experimentan un cambio radical, de lo bueno hacia lo mejor, de lo mejor hacia lo excelente, cuando nuestro corazón no está cargado del peso de los afanes por sobrevivir; de las angustias producto de decisiones impulsivamente tomadas, y del stress cultivado por un estilo de vida «guiado por Dios a medias», lo que hacemos por nuestro propio afán, sincero aunque carnalmente motivado, de servirle con amor y excelencia. Romanos 8:8 afirma a que «los que viven según la naturaleza pecaminosa no pueden agradar a Dios».

Si el líder cristiano quiere una vida abundante de paz y coherencia, tiene que aprender a dejar de andar tras las añadiduras, y buscar real y prioritariamente el rostro de Dios hasta conocerlo con profundidad, y entrar en consonancia y sometimiento a su voluntad, pase lo que pase, pese lo que pese, cueste lo que cueste.

Raúl, desdolariza tus oraciones... desproblematiza tus oraciones...

Confieso que en casi veinte años de vida comprometida con Jesucristo, gracias a Dios cumplí con bastante éxito con mis hábitos espirituales de orar y leer la Palabra. Diría que he cumplido en un noventa y nueve por ciento con la oración cotidiana (no recuerdo un día que haya dejado de orar), y en un ochenta y cinco por ciento con mi lectura de la Palabra y otros libros devocionales. Creo que este éxito me trajo satisfacción y, sin darme cuenta, cierto conformismo, porque pensé que estaba en buen camino y me sentía bien.

En los últimos trece años de vida profesional y empresarial trabajando en el ámbito comercial, cultivé el hábito de «hacer suceder las cosas para Dios». Me acostumbré a usar mi comunión y relación con Dios para buscar soluciones para mis actividades y ministerios. Me acostumbré a presentarle problemas, a pedirle «washingtones» (dinero): lo necesario e imprescindible para mi familia, las empresas y los ministerios. A ese nivel y en ese ritmo, inconscientemente, reduje mi comunión con él y el contenido de mis oraciones.

He visto que idéntico problema tienen muchos líderes y ministros cristianos; al parecer es una «epidemia» astutamente inducida por la carne y el enemigo.

Con el paso de los años, aumentaban los afanes, el stress, las angustias, los sobresaltos, problemas y frustraciones; ello me llevaba a maniobrar y manipular situaciones adversas. Llegué a creer que, debido a las múltiples responsabilidades, ese era el modelo de vida del líder cristiano, según el diseño del mismo Dios, o por lo menos de acuerdo a su voluntad permisiva...

Fíjese hasta qué punto se puede ser esclavo de un estilo de vida y prisionero de su propio *modus operandi*; observe en qué manera el líder o ministro de Dios puede estar bajo el dominio de su propio estilo, tanto que trate de ejercer fe y hacer la obra de Dios.

Realmente eso es un cáncer espiritual letal para el crecimiento del líder, su familia y ministerio. Es seguro que Satanás usa eso para estancar la obra del Señor.

Recientemente Dios me dio una orden: «Raúl, desdolariza tus oraciones, porque casi el noventa por ciento son peticiones de dinero o provisión. ¿No tienes otros temas más interesantes e importantes para hablar conmigo? Raúl, pide dirección y no soluciones. Cuando yo digo dirección es para encontrar soluciones sin afanes ni ansiedades, pero (otra vez el gran tema) busca primero mi rostro y ¡lo demás será añadido!»

Fue una de las enseñanzas más trascendentes e importantes que he recibido y asimilado en mi vida de empresario y líder cristiano.

Capítulo 7

BREVES REFLEXIONES

Resultados de una vida de oración y ayuno.

Aunque no lo crea, ahora trabajo menos y produzco más. Al parecer, entrar en un tiempo de unción en la presencia de Dios, produce más descanso, menos trabajo; menos aflicción, más equilibrio; menos afán y más productividad.

Además, uno se torna más sensible a la voz y dirección de Dios.

HERMANO, TRABAJE MENOS... DESCANSE MÁS (en Dios).

AFÁNESE MENOS... PRODUZCA MÁS.

Rescate su vida de oración y ayuno. ¡No hay otra alternativa! ¡Es un asunto de vida o muerte!

Recuerde, su vida de oración no es asunto o responsabilidad de Dios. ¡Es asunto suyo!... entonces, ¡ore!

Cuando era estudiante universitario, tenía un pequeño letrerito que copié de un compañero y puse al lado de mi cama para leerlo a cada rato y exhortarme a mí mismo. El letrero decía: «Ora, estúpido, ora!»

Cristianos de los «Atrios» vs. cristianos del Lugar Santísimo.

Creo que la clave es cultivar la disciplina del ayuno y la oración intensa como un modus vivendis y operandis; es decir, como estilo de vida, como parte natural de su caminar con Cristo, como parte fundamental de su entrega a Dios.

Y no solo hacer un ayuno y nada más: el ayuno prolongado y la oración como experiencia siempre dan resultados, pero si se convierte en una práctica normal, hace mayor diferencia y nos habilita para entender adecuadamente el Lugar Santísimo.

Ahora descubro que el liderazgo cristiano que por muchos años viví a mi manera (con breves intermitencias sobrenaturales), fue una experiencia fraguada mayormente desde los atrios, algunas veces desde el lugar santo, pero muy rara vez en el Lugar Santísimo (para sacar una analogía real de mi vida. En este sentido, por favor, mi intención no es generar polémicas teológicas.).

Pareciera que hay cristianos que buscan a Dios desde los atrios (y la pasan bien); otros desde el lugar santo (y la pasan muy bien); pero, desafortunadamente, muy pocos tienen la aspiración (si vale el término) de buscar a Dios en el mismísimo Lugar Santísimo (para pasarla excelentemente).

Lo bueno es enemigo de lo mejor, y lo mejor es enemigo de lo excelente.

Es en el Lugar Santísimo donde se conoce en verdad el rostro y la santidad de Dios. Es allí donde realmente se experimenta su plenitud.

Es cerquísima de Dios donde el fuego de su gloria quema las impurezas que hay dentro y fuera de nosotros.

Obviamente que para entrar al Lugar Santísimo tiene que haber humillación y limpieza total en la vida del cristiano, máxime si está en función de liderazgo.

Sin quebrantamiento, arrepentimiento, confesión, limpieza y purificación no hay Lugar Santísimo para el creyente (es decir, no puede entrar).

Dios es claro en su Palabra: «...por la sangre de Cristo tenemos entrada al Lugar Santísimo», lo que significa que primero, antes de querer entrar siquiera al Lugar Santísimo, la sangre del Cordero tiene que tener su efecto en la vida del cristiano y efectuar una limpieza total de pecados de todos los tamaños... incluyendo, por ejemplo, «las mentiritas de buena fe y la falta de diligencia».

El salmista dice enfáticamente y con total claridad: «¿Quién puede subir al monte del Señor? ¿Quién puede estar en su lugar santo? Sólo el de manos limpias y corazón puro, el que no adora ídolos (cosas, planes y ministerios personales) vanos ni jura por dioses falsos» (24:3, 4).

Manos limpias implica que todo su hacer (su actuación, toma de decisiones, estilo de vida) es puro, transparente, sin mancha, sin arrugas... sin pecado.

Corazón puro significa que todas sus actitudes y motivaciones están dentro de la voluntad de Dios, alineadas con él. Que los motivos que impulsen a hacer las cosas sean limpios y santos, y no cargados con el afán de hacer algo, aunque sea bello o grande, para Dios. Dios no necesita nada de uno... él no quiere nada de usted... solo le quiere a usted, para trabajar en usted y a través de usted. ¡Dios es Dios!

Es lamentable que el cristianismo actual se practique mayormente en los atrios o el lugar santo. Con razón el poco impacto de los cristianos en la sociedad secular; con razón las carnalidades del cristiano común y las divisiones existentes.

Necesitamos con urgencia entrar en un tiempo de humillación, quebrantamiento, arrepentimiento, confesión y limpieza de nuestras vidas, familias y ministerios.

Nuestras instituciones cristianas y ministerios necesitan una purificación total, pero todo se inicia cuando la persona reconoce su condición y busca una renovación.

Si hacemos esto, el gran avivamiento vendrá... y será grandioso para nuestros pueblos, ciudades y países.

¡Muy activos... pero pocos productivos!

Con frecuencia leo el devocionario de Oswald Chambers, *En Pos de lo Supremo*; lectura que recomiendo especialmente pues ha sido el mejor libro que he leído en los últimos años, y muchos de los conceptos que ahora expreso los aprendí de esa obra. Chambers dice que perdemos poder porque no nos centramos en lo que debemos.

Pablo estaba consagrado a una persona y no a una causa, un ministerio, actividad, plan o proyecto. *Estaba consagrado a Jesucristo*.

Nosotros, al contrario, estamos tan afanados por nuestras tareas y trabajos que descuidamos a la persona de Jesucristo; por eso estamos perdiendo poder, por eso es que llevamos fruto, pero no más fruto, ni mucho fruto. Llevamos fruto (y esto nos consuela), pero no como debiéramos o pudiéramos. Recordemos: «Solo se glorifica al Padre llevando mucho fruto».

¿En qué están ocupadas nuestras mentes y corazones? ¿En la persona de Jesucristo o en la obra o el ministerio?

Nuestro tiempo exclusivo con Dios es cada vez menor: menos calidad y cantidad. Así no impactaremos ni a nuestras familias. Mucho menos a todo un continente.

Es que las urgencias nos están debilitando... las cosas que hay que hacer... la cotidianidad... los compromisos que tenemos... las reuniones... las cosas del día... y además, estamos tan exhaustos que Dios se lleva la peor parte.

Dios no nos ha llamado a que nos cansemos para él, sino a descansar y reposar en él. Dios nos llamó a tener comunión y unión con él. Esta es la prioridad.

Un amigo cercano me dijo hace poco: «Detrás de cada cristiano cansado y deteriorado, hay un caído».

La tragedia es que el reloj es nuestro jefe y guía y nos olvidamos de la brújula.

Como dice S. Covey: «El reloj marca los minutos, las horas, nuestros pendientes, nuestras reuniones, etc. Y la brújula marca nuestra misión, nuestro rumbo u horizonte y nuestro sentido de propósito. El reloj marca lo urgente. La brújula, lo importante y trascendente».

Cuando nuestra vida solo es guiada por la velocidad y el ritmo del reloj, entonces la brújula pierde su influencia; pierde noción de lo importante y lo trascendente, y nos sumergimos en el ritmo frenético de lo inmediato y a corto plazo, hasta olvidamos nuestros propósitos centrales y nuestra misión.

Obedecemos demasiado al reloj y olvidamos o descuidamos la brújula. Por eso estamos perdiendo poder, porque no nos centramos en lo que debemos.

Sin determinación y dedicación no se puede conocer a Dios.

Un individuo puede tener sanas y buenas intenciones de buscar a Dios y conocerlo, pero de buenas intenciones «está pavimentado el camino al infierno». Usted tiene que invertir tiempo y esfuerzo en su búsqueda personal de Dios: ¿Tiempo para qué?, sencillamente para estar a solas con él en oración y lectura de la Palabra, en comunión con él.

Mientras tenga su mente y su corazón saturados con responsabilidades y afanes de la obra y sin un espacio adecuado para la presencia de Dios… mientras no haga sitio para Jesucristo en su vida, no podrá conocer profundamente a Dios, y ni se imagina el grave error que está cometiendo y las bendiciones que está evitando.

Mientras su ser esté impregnado totalmente del «servicio a Dios», a tal punto que le quede poco tiempo para entrar en su presencia; entonces, usted (inconscientemente) le estará dando un mensaje elocuente a su Señor: «No tengo tiempo para ti mi Dios, ni para estar contigo, pues hay mucho trabajo en tu obra».

¿Cree que Dios le aceptará esa disculpa? ¿Cree que se librará de las consecuencias de enrolarse en el servicio a Dios con una vida descuidada y mal alimentada? Si ese es su estilo de vida, si piensa que por trabajar para Dios lo va a eximir de las normas y reglas establecidas, permítame decirle que ¡Se equivoca! Dios no se contradice y es el primero en respetar y cumplir las normas, reglas y leyes que estableció para todo ser humano. Por favor, no se crea la excepción.

Nunca el servicio a Dios podrá ser más importante que él. Es pecado capital prestar mayor atención, dedicación y concentración a la obra que al Dueño de la obra (algo muy usual entre líderes).

Jesús fue muy claro y enfático al proyectar este principio mayúsculo en Lucas 10:41-42: «Marta, Marta ... estás inquieta y preocupada por muchas cosas (buenas, del servicio, pero que te alejan de mí o compiten conmigo), pero solo una es necesaria. María ha escogido la mejor, y nadie se la quitará (nadie le impedirá recibir sus bendiciones)». Un principio categórico y rector para el líder.

No hay opciones: Concéntrese totalmente en Dios en su tiempo personal con él. Pero eso sí, que sea un tiempo extenso y de muchísima calidad; entonces cada día saldrá energizado por la clorofila que él hará circular en todo su metabolismo espiritual, al punto de purificarlo íntegramente.

Para que esto suceda, usted tiene que desearlo, decidirse, determinarse seria y firmemente, y hacer algo al respecto... actúe. Así como relata el pasaje de 2 Crónicas 15:12-15: «Luego hicieron un pacto, mediante el cual se comprometieron a buscar de todo corazón y con toda el alma al Señor, Dios de sus antepasados. Al que no buscara al Señor, Dios de Israel, se le castigaría con la muerte, fuera grande o pequeño, hombre o mujer. Así lo juraron ante el Señor, a voz en cuello y en medio de gritos y toques de trompetas y de cuernos. Todos los de Judá se alegraron de haber hecho este juramento, porque lo habían hecho de todo corazón y habían buscado al Señor con voluntad sincera, y él se había dejado hallar de ellos y les había concedido vivir en paz con las naciones vecinas».

A continuación veamos una reflexión que Dios me dio:

Hacer cosas para Dios sin consultarle

¿Cuántas veces, oh Dios, he hecho cosas para ti,

sin consultarte?

¿Cuántas veces me lancé a proyectos atractivos

creyendo que lo hacía para ti?, pero olvidé

lo básico: Consultarte y buscar tu aprobación...

¿Cuántas veces creí que estabas

en las cosas que hacía

para ti?... pero yo iba delante y tú detrás...

¿Cuántas veces has sido espectador

de lo que he hecho, según yo, para ti?

En vez de ser protagonista,
finalizabas como espectador.

Después de muchos años, ahora entiendo
ciertos principios clave que ignoré.
Ahora veo que es más fácil hacer
algo para ti que confiar en ti.
Es más fácil trabajar para Dios que
permanecer en él en silencio y espera.
Caemos en el humanismo de hallar más
gratificación trabajando en la obra, que creer,
confiar y esperar en él.
Trabajamos en tu obra apartados
de tu gracia, y por eso las cosas
no prosperan; y cuando prosperan,
subliminalmente queremos llevarnos la gloria.

Es que Dios mío, vivimos trabajando
duro para ti y descuidamos lo principal:

Una comunión y unión profunda contigo.

Nos comprometemos superficialmente contigo.

Confiamos por costumbre...

oramos por hábito...

creemos por rutina...

nos autosugestionamos espiritualmente,

y creemos que ya está...

que ya diste la luz verde;

pero nos equivocamos, porque nuestra

naturaleza humana está apartada de tu gracia.

Es muriendo a nosotros mismos: a nuestros

planes, visiones, proyectos, intenciones, deseos

y a nuestros criterios que te obedecemos,

honramos y alabamos.

Son tus intereses los que tenemos que

defender y no los nuestros.

Es aprendiendo a vivir crucificados

a ti, Señor Jesús, que hacemos la voluntad

de nuestro Padre.

Señor Santo, ¿cuántas veces me he sentido solo?

¿Cuántas veces he llorado

por mis errores y carnalidades?

¿Cuántas veces he estado profundamente frustrado?

¿Cuántas veces, me he preguntado: Dónde está Jesús, mi Dios?

Sin haber escuchado tu queja de años:

¿Dónde está Raúl? ¿Qué está haciendo Raúl,

que me deja de espectador y no me da el

privilegio en su vida de ser protagonista

de su destino? Yo tengo un plan para él.

Raúl, cuando entenderás

que el plan es mío... cuánto tiempo pasará

hasta que entiendas que Yo doy

la visión... Yo, el Señor tu Dios,

hago el llamado... Yo hago el equipo.

Yo tu Dios, soy dueño del oro y

la plata... ¿cuánto tiempo y frustraciones

pasarás hasta comprender que

yo soy tu Dios, tu Dueño, tu Soberano, tu Señor?

¿Cuánto tiempo para que no hagas cosas

para mi y aprendas a buscar mi rostro, a conocerme,

descansar y esperar en mi hasta que te envíe?

Por favor, Raúl, permíteme ser Dios de tu vida.

Capítulo 8

DESEO, DECISIÓN Y DETERMINACIÓN DE ORAR Y AYUNAR SOBRENATURALMENTE

¡Rescate su vida de oración! Es la tarea más importante y urgente!

A través de la oración viene el cambio, porque ella canaliza todo el esfuerzo de Dios por limpiarlo, restaurarlo y vestirlo de autoridad, poder y unción, para alcanzar una vida personal, familiar y ministerial vigorosa, fructífera y victoriosa.

Un alma con cierta actitud correcta hacia la oración es receptiva y predispuesta a ser tratada por el Dios Santo y Todopoderoso. El cristiano que ora correctamente, permite el ingreso de Dios y su influencia a su vida interior.

La vida de un líder con poca oración o carente de ella es como una venas sin sangre; un pulmón sin oxígeno; un alma sin sentimientos; un cerebro sin ideas ni creatividad. Pero en el Lugar Santísimo, orando y clamando, el líder se llena de la plenitud de Dios; entonces, ese estado de debilidad, coma o muerte espiritual se convierte en vida pletórica y abundante de la presencia y el poder del mismísimo Dios. Ahí es donde el líder se enciende, vibra, se fortalece, capta las ideas y planes de Dios, adquiere talentos, arte y ciencia, y se llena de valor, fe y obediencia para convertirse en el siervo fiel que ejecuta la voluntad de Dios, muriendo a sus propios intereses. Este es el estilo de vida que busco con todo mi corazón. Y le desafío a buscarlo también.

Peter Wagner, en su libro *Oración de Guerra*, nos da una enseñanza práctica y valiosísima: No podemos movernos hacia adelante (a la batalla), sin antes movernos hacia arriba (enseñanza, instrucción, inspiración).

En el Lugar Santísimo, orando, clamando, y hasta gimiendo varias horas al día, recibimos todas las enseñanzas clave para seguir avanzando; la oportuna inspiración de Dios para «hacer suceder las cosas bajo su poder»; los suministros y herramientas estratégicas para asegurarnos de no cometer torpezas, necedades y carnalidades en la viña del Señor al lidiar con personas, problemas, necesidades y ataques del enemigo. No hay que olvidar que este último está plenamente enraizado en la sociedad secular y, en algunos casos, hasta en el ambiente cristiano.

Wagner afirma: «La oración es cosas de tres: Tiene que ver con Dios, a quien oramos; con el que ora (el necesitado), y también implica al maligno (contra quien oramos). El verdadero esfuerzo no se realiza hacia Dios, si no contra Satanás».

¿Dónde ganar las batallas cotidianas?

Una enseñanza recibida de Héctor Torres, un valioso siervo del Señor, señala: ¿Dónde ganó Jesucristo la batalla de la cruz? ¿En la cruz?... No, en Getsemaní, ¡orando! Jesús oraba y sudaba gotas de sangre y decía: «Padre, no mi copa, sino la tuya; Padre, no mi voluntad, sino tu voluntad».

Así se gana la batalla... muriendo a sí mismo. Primero, con el enemigo número uno del líder: la carne. A Satanás, Jesucristo lo venció en su propia casa: el desierto. Pero orando y ayunando, apartado, sobre todo por cuarenta días.

La victoria aconteció en el mismo y preciso momento cuando Jesucristo moría a sí mismo; cuando anulaba su yo; cuando se negaba a sí mismo para que la voluntad de su Padre se cumpliera en y a través de él.

Note dos aspectos importantes (de los muchos que hay) en el ejemplo de Jesús. Para empezar su ministerio ayunó cuarenta días. Y antes de ir a la cruz (sufrimiento, batalla), fue a Getsemaní a orar toda la noche (vigilia).

Si queremos vivir victoriosos cada día, debemos tener un «getsemaní» diario, pero intenso, hasta morir a nosotros mismos, a nuestra teología, paradigmas, títulos, posiciones, orgullos espirituales. Verdaderamente estamos muy aferrados a todos ellos y por ese motivo obstaculizamos la obra de Dios en nosotros, y por ende a través de nosotros.

Personalmente estoy intentando al máximo no hacer nada sin antes tener mi «Getsemaní» de noventa a ciento veinte minutos diariamente, y créanme, cada vez que lo hago, ya tengo la victoria total... hay un avivamiento en mi vida, hay una primavera espiritual que está empezando.

Siempre recuerdo el pequeño letrero: «¡Ora, estúpido, ora!»

Le animo a que le de literalmente prioridad a la oración y al ayuno en sus vidas, y busque intensamente el rostro de Dios de manera sobrenatural. Le animo a entregarse a una vida sobrenatural... a una vida de fe.

Asimismo, empiece a clamar con intensidad por poder y autoridad de lo alto, pero antes busque la santidad , y le seguro que su vida no será la misma pues experimentará otra dimensión.

No se acompleje, no se conforme, aspire lo máximo: pida poder y autoridad sobrenatural de Jesús. Es una gran mentira del diablo que esto es para algunos. Sin embargo, recuerde que su título, posición, liderazgo o antigüedad en el cristianismo no le vale de nada para entrar en la dimensión sobrenatural; más bien, en algunos o muchos casos, es un estorbo porque uno se aferra a ello.

Los nuestros son tiempos de humillación y confesión para encontrar en vivo y en directo el rostro de Dios, al Dios de Israel.

Isaías 51:9 nos exhorta: «¡Despierta, brazo del Señor! ¡Despierta y vístete de fuerza! Despierta, como en los días pasados, como en las generaciones de antaño. ¿No fuiste tú el que despedazó a Rahab, el que traspasó a ese monstruo marino?»

Que haya un gran despertar en nosotros primero, para buscar el rostro de Dios, en humillación, oración y ayuno intensos.

La vida de poder

Si el líder quiere que su persona y ministerio trasciendan vidas por la gracia de Dios, necesita poder y autoridad que proceda de los cielos: Lucas 9:1 y Hechos 1:8 nos dan la pauta de lo prioritario para nuestras vidas. «Jesús les dio poder y autoridad para expulsar a todos los demonios y para sanar enfermedades ... [y] recibirán poder...»

Hermanos, si queremos ver vidas, ciudades, países y continentes cambiados, debemos dedicarnos a buscar el rostro de Dios, conocer su voluntad y escuchar su revelación (mediante oración, ayuno y lectura de su Palabra).

Mi oración es que Dios nos otorgue poder y autoridad sobre el reloj... sobre los afanes de la vida cristiana... sobre la cotidianidad... sobre el desequilibrio... sobre los problemas, para que trascendamos nuestras familias, ministerios y países, y el nombre de nuestro gran Dios sea glorificado.

Incorpore el ayuno a su estilo de vida

En estos tiempos modernos en que la vida es tan frenética, neurótica y acelerada (y no estoy excluyendo a los líderes cristianos de este contexto), observo que el ayuno y la oración se convierten en herramientas estratégicas para desintoxicarse de las contaminaciones inherentes a la modernidad, pues casi todo atenta contra nuestra eficacia como siervos de Jesucristo. Él mismo dijo varias veces: «Estén alertas, oren para que no caigan en tentación (en el sistema imperante)».

Inclusive, diría que es sinónimo de inteligencia optar por una vida metódica de oración y ayuno. La Palabra nos exhorta con claridad y va al grano: «Así que tengan cuidado de su manera de vivir. No vivan como necios sino como sabios, aprovechando al máximo cada momento oportuno, porque los días son malos. Por tanto, no sean insensatos, sino entiendan cuál es la voluntad del Señor» (Efesios 5:15-17).

¿Cómo vamos a ser entendidos en la voluntad de Dios? Creo que la mejor manera es entrando al Lugar Santísimo en plena y profunda oración y ayuno. Recuerde, el ayuno es la mejor vía que Dios creó para que el Espíritu Santo aplaque y anule a la carne. Usted sabe que esta no permite entender ni someterse a la voluntad de Dios.

Reitero: El ayuno bien llevado, con oración profunda y con sanas motivaciones y actitudes, abre (predispone) su vida, su mente y su corazón para que el mismísimo poder de Dios le invada; haga primera una cirugía mayor en su vida interior y exterior, y luego sucedan cosas sobrenaturales y poderosas a través de usted.

El éxito del ayuno radica en la predisposición de su corazón, sus motivaciones y, principalmente, su tiempo diario de oración y lectura de la Palabra (comunión con Dios).

El principal objeto del ayuno con oración es buscar con profundo anhelo y determinación un quebrantamiento y arrepentimiento que redunde en un hermoso avivamiento personal, familiar y ministerial.

Si quiere avivamiento en su vida, le animo a que considerar al ayuno con seriedad, como una gimnasia espiritual que ayude a experimentar cambios profundos en su vida personal. Le desafío a planear una serie de ayunos con oración hasta llegar a los cuarenta días en los próximos doce a dieciocho meses, mejor si es en un lapso de diez meses.

¿Queremos ver a nuestros pueblos, ciudades y países cambiados y ganados para Jesucristo?, entonces empecemos con nosotros mismos: Busquemos y experimentemos un avivamiento espiritual que cambie nuestra vida y nuestros días, y luego vendrá el resto como consecuencia, como efecto.

Winston Churchill decía: «Todo el mundo quiere cambiar las leyes, los sistemas, las estructuras, las naciones, pero al parecer nadie quiere cambiar a nivel personal, porque nada ha cambiado todavía».

No sé dónde leí o escuche la historia en que Carlitos le decía a Lucy: «Lucy, voy a cambiar el mundo... voy a cambiar la sociedad... estoy dispuesto a hacerlo».

Lucila le preguntó ingenuamente: «Carlitos, ¿con quién vas a empezar?»

Rápidamente Carlitos replicó: «Contigo».

El gran cambio que necesitan nuestros pueblos empezará cuando tengamos el valor y la humildad de decirle a nuestro poderoso Dios: «Cámbiame Señor totalmente, de pie a cabeza, y escribe las páginas de mi vida con tu propia tinta... estoy dispuesto a morir a mí mismo... a renunciar a todo y rendirlo a tus pies... a negarme a mí mismo... a que se haga tu voluntad y no la mía , mi Dios ¡No mi copa si no la tuya!»

Le invito a encaminar su vida por las sendas del avivamiento personal y, a partir de ello, vendrá un cambio drástico y contundente en su familia, su iglesia, su sociedad y su país.

Recuerde: Si quiere que su país cambie, que adquiera otro rostro... primero, cambie usted. El cambio empieza por las personas y no por las instituciones. Si una persona experimenta un cambio radical en su vida íntima con Dios, ese cambio tiene que llegar a su entorno.

Si quiere ver a su familia transformada radicalmente... primero, cambie su estilo de vida, su forma de ser y la manera de ver a sus seres queridos. Sin embargo, es importante saber que ese cambio no lo hace usted; solamente debe disponerse y entregarse a Dios para que él haga una cirugía mayor en su vida interior y exterior.

¡Humíllese, ore y ayune!

En otra historieta, Carlitos le decía a Lucy: «Mira Lucy, estas manos... estas manos van a ayudar a miles de niños a salir de la pobreza... Estas manos traerán felicidad a muchos seres humanos... Estas manos moldearán un futuro mejor... Estas manos las usará Dios para ayudar a acelerar la Gran Comisión.

Lo único que atinó a decirle Lucy fue: «Pero, Carlitos, primero quítate la gelatina que tienes en tus manos». La primavera espiritual o el avivamiento siempre empieza con el individuo y no con la institución. Creo que muchas veces erramos al orar y orar por una limpieza, arrepentimiento y avivamiento corporativo, olvidando que Dios siempre trabaja mediante personas... y, a través de ellas, bendice las instituciones y las naciones.

Estas no cambiarán si no hay personas (no tienen que ser todas) que estén dispuestas a buscar profundamente a Dios para experimentar un cambio radical en el *modus vivendis y operandis*.

Así como otros líderes sienten y creen, siento y veo venir un gran avivamiento que generará una siembra única, trayendo consigo la cosecha más grande de todos los tiempos. Y todo eso empezará con los hijos de Dios que empiecen a tomar en serio la oración y el ayuno como herramientas centrales para gestar un cambio drástico, primero a nivel personal , y luego a nivel grupal e institucional.

Siento que Dios me impulsó a escribir este libro, en un tiempo récord, para pregonar ayuno y oración en cada familia, iglesia, pueblo, ciudad y nación. Tengo un compromiso firme con Dios para ir (guiado por el Espíritu Santo), país por país, a proclamar junto con otros hermanos «ayuno y oración masivos e intensos» en toda Iberoamérica.

Quisiera pedirle solo una cosa: ¿Por qué no empieza a orar para que Dios le enseñe a ayunar? ¿Por qué no le dice a Dios: «Señor, yo quiero… aspiro ser un hombre o una mujer de oración y ayuno»? ¿Por qué no optar por el ayuno y la oración como estilo de vida?

Ruego a Dios para que en nuestra Iberoamérica en los próximos mil días, Dios nos conceda, a los líderes que compartimos estos anhelos, el privilegio de movilizar al pueblo de Dios en jornadas y retiros de oración masivos: pueblo por pueblo, ciudad por ciudad, país por país. ¿Se imagina lo que pasaría con nuestras vidas... con nuestras familias... con nuestras iglesias y nuestras naciones?

A través del «Plan Mil Días» (incluimos una explicación completa al final de este libro), queremos llegar a una gran meta: Que dos millones de creyentes se reúnan simultáneamente en ayunos masivos de dos días, dos veces por año, empezando el 4 y 5 de abril hasta el 31 de diciembre de cada año.

Dios está impulsando a varios líderes de diferentes países a «pregonar ayuno y oración a nivel personal, familiar y eclesiástico», para que haya un gran cambio en nuestras instituciones y nuestra sociedad. En la gracia de Dios, vemos a miles y miles de laicos y líderes incorporando a sus vidas el ayuno como herramienta clave, hasta llegar a uno de cuarenta días. Vemos a miles de creyentes ayunando cuarenta días cada año... vemos un ejército de santos seriamente comprometidos con Dios para gestar un cambio radical, sin precedentes, en la historia de la iglesia cristiana y de los países de Iberoamérica.

Parece que Dios se cansó de esperarnos y decidió hacer (en los próximos años) lo que tenía que ser hecho... y como él no trabaja solo, ya levantó una generación de líderes y laicos que, orando y ayunando, quebrantándose y humillándose, serán usados por el Altísimo de una manera sobrenatural.

Parecería que el avivamiento que vemos viene del pueblo de Dios hacia su liderazgo... porque actualmente, muchos líderes todavía no perciben la importancia del ayuno y la oración. Es el pueblo de Dios el que será movilizado por los medios masivos a orar y ayunar.

Proponemos formar un movimiento continental de oración y ayuno que empiece con nosotros a partir de ahora: Usted y yo... y luego se multiplicará en cantidad y calidad.

Le desafío a plegarse a este movimiento, y empiece desde ahora a orar para que Dios le dé su propio cronograma de ayunos... si es posible hasta llegar a los cuarenta días.

Si desea, empiece paso a paso, planifique tres ayunos en un mes: de uno, dos y tres días; o de uno, tres y cinco días... pero determínese y empiece. «Si quiere caminar cien millas, empiece por la primera».

Queremos que usted sea parte de este movimiento «OYA» (Oración y Ayuno)...Vamos a registrar a las personas de cada ciudad y cada país que aceptan involucrarse en este movimiento «OYA» para, a través del ayuno y la oración, cambiar nuestras vidas, familias, ministerios y países.

¿Acepta el reto?

Si Dios le habla para plegarse a este movimiento de oración y ayuno, por favor, contáctese con nosotros para que lo registremos y le enviemos nuestros boletines de oración y ayuno, escríbanos a:

PLAN MIL DÍAS
Confederación Iberoamericana de Comunicadores y Medios Masivos Cristianos (COICOM)
Raúl Justiniano
Casilla 5010
Santa Cruz, Bolivia
Teléfonos y fax: (59-13) 468334; 470230; 470638
Correo electrónico (e-mail): raulj@bibosi.scz.entelnet.bo

Pacto para cambiar mi país y el continente

Yo_____ (escriba su nombre)

Confieso que para que cambie el continente tiene que cambiar mi país; y para que cambie mi país, tiene que cambiar mi ciudad; y para que cambie mi ciudad, tiene que cambiar mi iglesia; y para que cambie mi iglesia, tiene que cambiar mi familia; y para que cambie mi familia, tengo que cambiar yo.

Quiero cambiar mi estilo de vida y me declaro «necesitado» de la gracia de Dios y su perdón.

Confieso que la mayor necesidad que tengo es conocer más a mi Dios en la persona de Jesucristo, amarlo más y servirle con dedicación y fidelidad.

Me comprometo a poner todo de mí para rescatar mi vida de oración. Me comprometo a partir de la fecha a incorporar el ayuno a mi vida y practicarlo con frecuencia cada año.

Hoy, delante de la presencia de Dios, me comprometo a entrar en un estilo de vida de oración y ayuno, y me decido a realizar los siguientes ayunos:

Primer ayuno:
    Ejemplo, 1 día (15 de diciembre).
Segundo ayuno:
Tercer ayuno:
Cuarto ayuno:
Quinto ayuno:

Sexto ayuno:
Séptimo ayuno:

Me comprometo con Dios, mi familia, mi iglesia y conmigo mismo a hacer estos ayunos para buscar de Dios tres objetivos básicos:

1) Humillarme y quebrantarme para que venga una limpieza total a mi vida, a través de un período de confesión y arrepentimiento total de todos mis pecados.

2) Buscar con diligencia el rostro de Dios y no las añadiduras, para que venga un gran avivamiento a mi vida, que trascienda a mi familia, iglesia, ciudad y mi país.

3) Orar y clamar para que Dios produzca un verdadero arrepentimiento en su iglesia, y así se derrame un gran avivamiento a nivel de ciudades, países y toda Iberoamérica.

Por fe, visualizo una victoria total en mi vida personal y familiar, en mi iglesia, mi ciudad, mi país y el continente.

Por fe, como integrante del movimiento «OYA», creo que a través de la oración y el ayuno cambiaremos la historia de nuestras instituciones y nuestros países.

Por fe y con la ayuda de Dios, me veo en los próximos tres años, orando sin cesar para que cambie mi país e Iberoamérica, y ayunando intensamente, varias veces al año, para que haya un gran avivamiento en la iglesia del Señor.

Por fe y por la gracia de Dios, me veo pregonando ayuno y oración en mi familia e iglesia, y dondequiera que Dios me envíe.

Fecha:
Firma:

ESTUDIOS BÍBLICOS REVOLUCIONARIOS

A continuación expongo los estudios de la Palabra que más han ayudado a cambiar mi forma de pensar y actuar en estos últimos dieciocho meses.

Son estudios que en verdad me han revolucionado, obviamente, porque he estado en una etapa estratégica de humillación y quebrantamiento personal. En una búsqueda sincera e incesante de Dios y una limpieza total, sin importar lo que me pueda suceder; renuncié a todo y me arrojé sin temor alguno en los brazos de mi Señor.

Creo que cualquier predicación o estudio bíblico causa un profundo impacto en la vida del creyente, siempre que tenga las motivaciones y actitudes correctas, principalmente cuando el creyente experimenta una limpieza y purificación total en su vida. De otra manera, como sucedió conmigo por más de trece años, toda mi experiencia e intimidad con el Señor alcanzaba solo para el sustento diario… y a veces quedaba corto. Todo por mi antigua manera de practicar el cristianismo y el tipo de comunión con él.

Solo me refiero al esbozo de cada estudio bíblico, con la intención de animarle fervientemente a que se humille primero, se quebrante y busque limpieza y purificación, y luego profundice cada estudio guiado por el Espíritu Santo.

Clame, insisto, clame al Señor para que abra su corazón y su mente, despeje las dudas, preocupaciones, afanes e impedimentos que pueda haber en usted, y para que le hable directo a su espíritu.

Le aseguro que *si lo hace con las motivaciones, actitudes y expectativas correctas, será una revolución en su ser.*

LAS CUATRO «P»[1]
PLAN, PERSONAL, PELEA, Y PLATA

1. PLAN: Éxodo 25:8 y 9

- Es la visión que Dios da. Es la estrella que hay que alcanzar. Dios pone el plan o la visión en el corazón de sus hijos para que se realice.

- El Plan no es de los hombres... no es creación o invención humana: es de Dios... ¡Él lo da! El hombre no tiene por qué afanarse para crear nuevos planes o visiones. Solo tiene que buscar a Dios y ser sensible a él y vendrá el «Plan Divino».

---

1 Devocional expresado ante la Junta de COICOM por Stan Jeter.

- Vea en este pasaje de Éxodo cómo Dios le da el plan a Moisés y, además, le indica paso a paso lo que tiene que hacer (le comunica los detalles).

- El plan ya está diseñado por Dios y él está buscando quien lo lleve a cabo. Él escoge quién o quiénes lo ejecutarán. Él hace el llamado (Éxodo 24:12-18).

- El líder maduro en la fe, en lugar de inventar planes (ministerios y actividades) siempre está en comunión con Dios diciendo: «Heme aquí, Señor, ¿qué quieres que haga?»

- ¿Cuál es la agenda de Dios para mi vida?, es la pregunta clave que el líder debe formularle al Señor.

2. PERSONAL: Éxodo 31:1-11; 35:30-35

- Es el equipo humano que llevará a cabo el plan o la visión.

- Primero, Dios da el plan y luego provee los recursos humanos (el equipo).

- No se apresure para contratar gente. Ore y espere a que Dios le dé las personas idóneas para su ministerio.

- Estudie este pasaje bíblico y vea las características que escoge Dios para los miembros de su equipo: 1) Llenos del Espíritu Santo. 2) Con sabiduría. 3) Con inteligencia (intuición y discernimiento de los tiempos y el contexto). 4) Con ciencia (estudios profesionales). 5) Arte (habilidades y destrezas). 6) De diferentes tribus (con diversos trasfondos y experiencias). 7) Que puedan enseñar a otros.

- El equipo es la clave más importante para concretar la visión.

3. PELEA: Éxodo 32

- Para llevar a cabo el plan siempre habrá luchas, peleas, problemas y pruebas.

- Dios nos prepara para la pelea y nos da las armas.

- La pelea se da en dos campos: interno y externo.

- La gran pelea es con los tres enemigos más grandes de todo cristiano: la carne, el diablo y el sistema del mundo.

- La guerra espiritual es en todas las áreas y desde todos lados.

- Hay que confrontar a los enemigos con oración, ayuno y fe.

- Hay que vencer al enemigo para desarrollar el plan.

- El enemigo se aprovecha de las debilidades del líder y de los miembros del equipo.

- Muchas veces la pelea también es con uno mismo, y requiere disciplina espiritual para no decaer en la oración y el ayuno.

- Muchas veces la lucha que tiene el líder es para aprender a esperar en Dios, descansar y reposar en él, vivir en santidad, por fe y no por vista, etc.

- El enemigo hará todo cuanto pueda para obstruir el desarrollo del plan, incluso atacará a la familia del líder. Por eso, es fundamental que el líder y el plan tengan respaldo de oración de la iglesia, especialmente un equipo de intercesores.

- Con oración de calidad y cantidad el líder mata su problema de «falta de tiempo».

- Muchas veces el equipo pierde de vista la visión y se desordena en sus motivaciones.

4. PLATA: Éxodo 35:20-29; 36:2-7. (Presupuesto)

- En definitiva, Dios da el dinero. En la perspectiva divina, la plata es asunto secundario: no es lo más importante.

- El error frecuente y lo carnal es que casi siempre ponemos el dinero en primer lugar: «Si hay plata... lo hacemos». «¿De dónde sacamos la plata?»

- Hay mucho afán por dinero entre los líderes y ministerios porque esta es la prioridad: ¡Error grave! Por este motivo se cosecha afán, ansiedad y angustia.

- Admire lo que pasa en estos dos pasajes de Éxodo.

- Dios levanta de su pueblo gente que genera los recursos económicos.

- Dios suple por encima de nuestras expectativas, moviendo corazones.

- Dios también redime el dinero de los «filisteos y egipcios» y se los da a sus hijos.

- Si lee bien el pasaje de 1 Crónicas 29:11-13, cree en ello y se apropia de esa gran verdad... entonces jamás será víctima de afanes y ansiedades por motivo de dinero. La vida de fe hace que el cristiano se aferre a la promesa de Dios.

¿Por qué no cambié hace trece años? y ¿por qué ahora sí?

En el pasado veo trece años de vida empresarial, caracterizados por mucho afán y ansiedad, aunque acompañados por tremendos logros y éxitos profesionales. Encuentro que se había arraigado en mi ser un estilo de vida «espiritual carnal», es decir, unas veces muy espiritual y otras muy carnal.

Viví un estilo acelerado, feroz e impulsivo, con muy pocas pausas profundas pues «hacer para Dios» era más importante que «estar en comunión íntima con él».

Sin darme cuenta, mi propio estilo de vida me esclavizó.

Los siguientes pasajes causaron impacto en mi vida y me dieron una perspectiva diferente para empezar a vivir como Dios quiere y desea:

1) Salmos 142:7: «Sácame de la prisión, para que alabe yo tu nombre».

Durante trece años mi alma estuvo en la cárcel del stress, el afán, la ansiedad, la intemperancia, lo inmediato, lo acelerado, etc., aunque no me percataba de ello.

Viví muchos tiempos de alegría espiritual y de comunión íntima con el Señor, pero el impacto de esta experiencia era, en general, de corta duración; pues mi estilo de vida acelerado traía, una vez tras otra momentos de tensión, afán y angustia.

A veces pasaba hermosos momentos en el monte con Dios, pero cuando salía de allí, lo que me esperaba era el valle de sombras de muerte.

Prácticamente me acostumbré a vivir así y creía que así tenía que ser mi vida... que los líderes ocupados vivían así... y que ese era el precio del liderazgo. Hoy, al mirar atrás, no puedo creer cómo llegué a tales conclusiones.

Descubro que cuando el líder racionaliza sus problemas y su estado síquico y espiritual, es porque juega con un arma de doble filo.

Este pasaje del salmo me mostró que estaba en una cárcel (mi estilo de vida), y a menos que saliera de allí, nunca podría experimentar la plenitud de Dios.

En este punto, fue muy valioso pedirle a Cristo liberación; y a la vez acometer la propia liberación resistiendo y rechazando todo estilo de afán y ansiedad en mi vida. Y, principalmente, pidiendo al Señor un transformación total para mí.

2) La versión Reina Valera en 1 Reyes 5:1-7 afirma: «Tú sabes que mi padre David no pudo edificar casa al nombre de Jehová su Dios, *por las guerras que le rodearon, hasta que Jehová* puso sus enemigos bajo las plantas de sus pies. *Ahora Jehová mi Dios me ha dado paz por todas partes;* pues ni hay adversarios, ni mal que temer. Yo, por tanto, he determinado ahora edificar casa al nombre de Jehová mi Dios».

Este pasaje fue valioso para mí, en él Dios me mostró mi situación. Entendí que con «muchas guerras» no se puede tener una comunión eficaz con Dios. ¡Menos aun servirlo! Creo que lo más importante es reconocer su condición... permitir que Dios se muestre, para que luego venga el cambio.

Este pasaje me ayudó a detectar el origen de mis afanes y ansiedades y por qué no podía concentrarme en mi tiempo a solas con Dios: Estaba dividido.

Otros pasajes clave que trajeron luz a mi vida fueron: Eclesiastés 9:11; Proverbios 19:21; 20:24; y 21:2, 31; Romanos 9:16.

3) 1 Crónicas 7:14: «Si mi pueblo, que lleva mi nombre, se humilla y ora, y me busca y abandona su

mala conducta, yo lo escucharé desde el cielo, perdonaré su pecado y restauraré su tierra».

La verdad es que Dios preparó mi vida para el cambio, y llegué al quebrantamiento y a la humillación aceptando la necesidad de cambiar mi forma de vivir.

Una vez sucedió esto, renació mi vida de ayuno y oración, y empecé a entender y a conocer al Espíritu Santo con mayor profundidad.

Mentalidad de Pablo

1) *Prioridad y determinación*
Filipenses 3:7: «Todo aquello que para mí era ganancia».

2) *Fijación de una meta personal*
Filipenses 3:8 «Es más, todo lo considero pérdida por razón del incomparable valor de conocer a Cristo Jesús, mi Señor».

- La excelencia del conocimiento de Cristo.

- Ganar a Cristo.

- A fin de conocerlo (v. 10).

- Llegar a ser semejante a él (v. 10).

- Ser hallado en el vivir de Cristo (v. 9).

3) *Actitud positiva*
Filipenses 3:8 «Por él lo he perdido todo».

4) *Realismo práctico*
3:12: «No es que ya lo haya conseguido todo».
«O que ya sea perfecto».
3:13: «Olvidando lo que queda atrás».

5) *Conducta eficaz para lograr las metas personales*

- Hacer algo: empezar la primera milla.

- 3:12 «Sin embargo, sigo adelante esperando alcanzar aquello para lo cual Cristo Jesús me alcanzó a mí».

- 3:13 «Más bien, una cosa hago: olvidando lo que queda atrás y esforzándome por alcanzar lo que está delante (avanzo, hago algo)».

- 3:14 «Sigo avanzando hacia la meta».

Pecados capitales del líder

1) *Autosuficiencia*: Lucha con el yo carnal. Excesiva autoconfianza. Total dependencia de sus habilidades. Proverbios 3:5-7; 28:26; Lucas 18:9, 1 Corintios 10:12; Génesis 11:4; Proverbios 19:21; Santiago 4:13.

2) *Orgullo*: «A mi manera». «Lo que yo digo». «No se trabajar en equipo»: Salmos 10:12; Éxodo 5:2; Lucas 3:8 y Abdías 4.

3) *Manipulación*: «Hacer suceder las cosas a costa de lo que sea». Maniobras. «Forzar la realidad y la persona». No permite ni espera que la voluntad de Dios fluya.

4) *Insensibilidad con las cosas de Dios*: Obstinado y no ve problemas y necesidades. Ciego y sordo.

5) *Soberbia:* «Yo sigo siendo el rey». «Nadie me aconseja». «Todos tienen la obligación de venerar mis decisiones»: Abdías 3; Santiago 4:6-10; Salmo 73:6; Proverbios 11:2, 16:18; 2 Crónicas 26:16; Apocalipsis 3:17; Mateo 16:26.

6) *Vanagloria:* «Mi motivación es para que vean quién soy y qué puedo lograr»: 1 Juan 2:16; Proverbios 25:27; Lucas 22:24.

7) *Egoísmo:* «Yo soy el centro...» Lucas 21:34.

8) *Impulsividad, intemperancia*: reactivo

9) *Injusticia*

- Dios: Deuteronomio 6:10-12.

- Consigo mismo.

- Con la familia.

- Con sus empleados: Jeremías 22:13.

10) Inflexibilidad: «Yo soy la regla». «Yo soy la medida». «Yo soy el ritmo, todos deben entenderme y someterse a mí»: Isaías 5:24; Romanos 12:16.

11) Vista Corta: Sin visión ni misión. Cosas pasajeras. Colosenses 3:2; 1 Juan 2:16-17.

El corazón del líder

1) ¿En quién confía el corazón del líder? ¿Quién lo sostiene? (Proverbios 3:1; Salmos 118:8-9).

- Es mejor refugiarse en el Señor que confiar en el hombre.

- Es mejor refugiarse en el Señor que fiarse de los poderosos.

Salmos 46:1-3: «Dios es nuestro amparo y nuestra fortaleza, nuestra ayuda segura en momentos de angustia...»

2) El líder debe tener un corazón ancho: grande, amplio (Salmos 119:32).

- Dejar de tener un corazón y una mente estrechos para ver mejor la necesidad de los demás.

- Contar con un corazón grande y una mente amplia: pensar no en uno, sino en los demás.

- Ser compasivo con los demás.

- Tener amor por los perdidos.

No puedo servir a Dios si no amo al desamparado:

- Si no los amo, no estoy en la voluntad de Dios.

- Bendecir a otros para ser bendecido.

- Somos responsables de las bendiciones recibidas.

3) El líder necesita un corazón limpio y un espíritu recto (Salmos 51:9-10).

Si no hay limpieza de corazón, entonces hay actitudes, motivaciones y conductas desordenadas o sucias.

4) El líder necesita un corazón alegre y, además, ser positivo (Salmos 16:9).

- Tener la mente de Cristo es ver con los ojos de él (Salmo 19:14).

5) El líder tiene un corazón lleno de los propósitos de Dios.

6) Un corazón honrado e íntegro (1 Reyes 9:4-5).

- No hacer nada que ofenda a Dios.

- Si cae, debe ser humilde para pedir perdón a Dios. (Salmos 119:8).

- No debe ver la paja en el otro sin antes ver la suya.

- No suponer lo que está en el corazón de los demás.

7) Un corazón tierno (2 Reyes 22:19).

- Empezar por casa.

El propósito de la vida

1) Hacer la voluntad de Dios: Juan 4:34; Salmos 143:10; Efesios 6:6.

2) Tener comunión con él: Juan 14:20; 17-23; Efesios 3:17-19.

3) Buscar el reino de Dios: Conocerle: Mateo 6:33.

4) Llegar a ser como Cristo: Filipenses 3:13, Mateo 5:48.

5) El servicio a Dios: Josué 24:15, Deuteronomio 10:12.

6) Terminar la obra divina: Juan 17:4; 2 Timoteo 4:7.

7) Completar la carrera con alegría: Hechos 20:24.

Espere en Dios

Salmos 25:4-5; Salmos 27:13-14; 62:5-8; 123:2; 37:3-7; Proverbios 20:22; Isaías 8:17; 40:31; Oseas 12:6; Salmos 40:1-4; Salmos 42:5; 43:5.

Claves en el esperar en Dios: Las cuatro C

- Conocer: Salmos 135:5-6; 121:2; 1 Crónicas 29:11-13; Salmos 147:5-6; Isaías 40:12-24; Filemón 3:8.

- Comunión: 2 Crónicas 7:14; Salmo 139:23, 24; Gálatas 2:20; Mateo 6:33; Filipenses 1:21; Deuteronomio 4:29.

- Confiar: 2 Crónicas 20:15,17; Salmo 118:8; Proverbios 3:5; Filipenses 4:6,19; Isaías 30: 15; 2 Timoteo 1:12; Hebreos 11:6; Santiago 1:6-8; Malaquías 3:10; Génesis 28:15.

- Caminar: Salmo 37:5; 32:8,9; 119:126; 143: 10; Filipenses 3:12-14; Isaías 58:13-14; Lucas 22:42-44; Santiago 4:13-17.

UNA IGLESIA CON PROPÓSITO

En este libro usted conocerá el secreto que impulsa a la iglesia bautista de más rápido crecimiento en la historia de los Estados Unidos. La iglesia Saddleback comenzó con una familia y ha llegado a tener una asistencia de más de diez mil personas cada domingo en apenas quince años. Al mismo tiempo, plantó veintiséis iglesias adicionales, todo esto sin llegar a poseer un edificio.

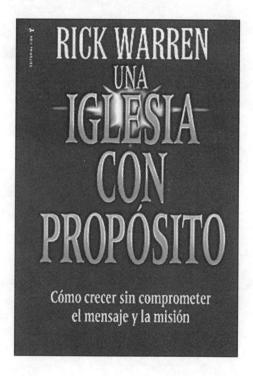

Un libro que todo creyente debe leer.

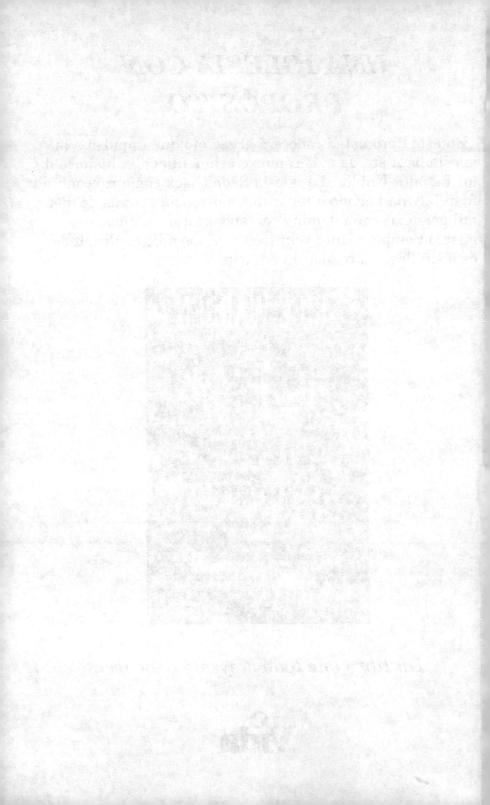

EL CASO DE CRISTO

Esta atrayente e impactante obra narra una búsqueda sin reservas de la verdad acerca de una de las figuras más apasionantes de la historia.

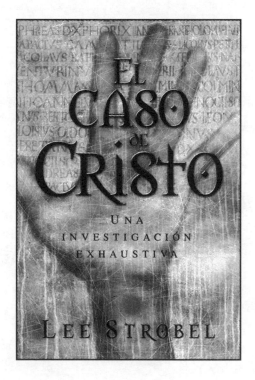

El veredicto... lo determinará el lector.

EL CASO DE LA FE

Escrito por el autor del éxito de librería *El Caso de Cristo*. La investigación de un periodista acerca de las objeciones más difíciles contra el cristianismo.

El Caso de la Fe es para quienes se sienten atraídos a Jesús, pero que se enfrentan a enormes barreras intelectuales que les impiden el paso a la fe. A los cristianos, este libro les permitirá profundizar sus convicciones y les renovará la seguridad al discutir el cristianismo aun con sus amigos más escépticos.

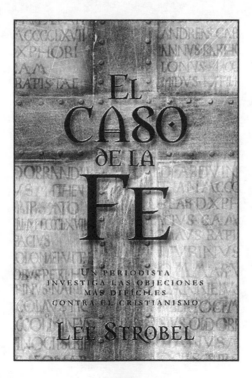

PODER VIVO

Experimenta los vastos recursos del Espítritu de Dios. Es hora que nos aferremos del Espíritu Santo o más bien que permitamos que él nos sujete.
Con ejemplos extraídos de la Biblia y de las calles de Nueva York, este libro muestra lo que sucede cuando el Espíritu de Dios se mueve entre nosotros.

¡NECESITAMOS AL ESPÍRITU SANTO!

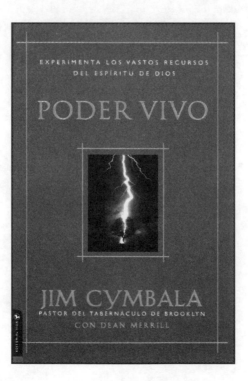

Lo que sucede cuando la fe verdadera encienda las vidas del pueblo de Dios
FE VIVA
FUEGO VIVO, VIENTO FRESCO

Vea cómo el poder de Dios ha transformado a toxicómanos y prostitutas, ha restaurado matrimonios, y todo a través del tipo de fe viva, radical, que se describe en estos libros. Estas obras son como fuentes de aguas cristalinas que limpian una cínica sociedad estancada.

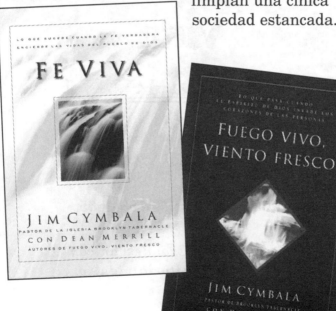

Nos agradaría recibir noticias suyas.
Por favor, envíe sus comentarios sobre este libro
a la dirección que aparece a continuación.
Muchas gracias.

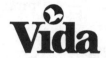

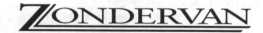

Editorial Vida
8325 NW. 53rd St., Suite #100
Miami, Florida 33166-4665

Vidapub.sales@zondervan.com
http://www.editorialvida.com